내가 만드는
한방생주스 60

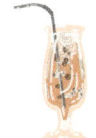

김영섭 지음

가림출판사

책머리에

근래 건강에 대한 관심이 높아지면서 먹는 것 하나도 꼼꼼히 따지는 사람들이 많아졌습니다.

그런 사회적 분위기를 감안하여 이미 연전에 약재와 간단한 식재료를 이용하여 영양과 건강을 함께 챙길 수 있는 음식을 만드는 요리책을 출간하였던 경험이 있기에 건강 주스에 관한 내용을 담은 이 책은 그리 새삼스러울 것이 없다는 생각입니다.

다만 한의사가 쓰다 보니 약효와 건강 그리고 질병의 예방과 치료에 좀 더 치중한 점이 있지만 그것이 어쩌면 요리연구가들의 책과 눈에 띄게 다른 점이 아닐까 하는 마음입니다.

그리고 이 책을 쓰면서 한 가지 안타까운 점이 있었다면 우리의 체질에 맞추어 쓰여진 우리만의 주스에 대한 책이 없다는 점입니다. 이러한 현실이 필자가 더욱 이 책을 의욕적으로 쓴 계기가 되었을 것입니다.

감히 한의사로서 한국에서 그 누구도 쓰려고 생각하지 않았던 주스 만드는 책을 쓰면서 본연의 직업인 한방을 가미하여 특별한 마실 거리를 개발해낸 것은 아마도 세계 최초가 아닐까 하는 마음에 뿌듯함이 함께 하기도 합니다.

다양한 약재와 재료들이 있지만 독성이 없어야 하고 또한 우리 몸에 부작용이 없어야 하며, 재료끼리 맛의 어울림과 약효의 상승 보완 등을 고려하여 하나하나 만들어 보았습니다.

음식에 대해서는 누구나 기호가 있게 마련입니다. 따라서 이 책이 절대적인 것은 아니며, 이렇게 응용이 될 수도 있다는 것을 보여 주는 것이므로 독자 여러분들은 단순히 여기에서 그치지 말고 자신의 몸과 체질 그리고 환경에 맞는 자기만의 마실 거리를 만들어 보길 권하는 마음입니다.
　이제 이 책에 있는 주스는 세상 그 어디에도 없는 우리만의 것입니다. 적절한 시기에 맞추어 나오는 이 책이 마실 거리 하나도 우리 것으로 만들어 다시 세상으로 내보내는 출발이 되기를 바라는 마음입니다.

　옆에서 자료를 찾고 정리를 도와준 직원들에게 감사한 마음을 전하며, 모두가 건강하게 잘사는 사회가 되기를 기도하는 마음을 여기에 전합니다.

2004년 10월

원백운당한의원 원장 김 영 섭

CONTENTS 차례

_ 책머리에 | 7

01 한방 기본 음료

1 오미자	• 이렇게 만드세요	• 이렇게 보관하세요	14
2 구기자	• 이렇게 만드세요	• 이렇게 보관하세요	16
3 연자육	• 이렇게 만드세요	• 이렇게 보관하세요	17
4 대추	• 이렇게 만드세요	• 이렇게 보관하세요	18
5 산사육	• 이렇게 만드세요	• 이렇게 보관하세요	20
6 갈근	• 이렇게 만드세요	• 이렇게 보관하세요	21
7 결명자	• 이렇게 만드세요	• 이렇게 보관하세요	22
8 두충	• 이렇게 만드세요	• 이렇게 보관하세요	24
9 복분자	• 이렇게 만드세요	• 이렇게 보관하세요	25
10 산수유	• 이렇게 만드세요	• 이렇게 보관하세요	27
11 산약	• 이렇게 만드세요	• 이렇게 보관하세요	28
12 백편두	• 이렇게 만드세요	• 이렇게 보관하세요	30
13 하수오	• 이렇게 만드세요	• 이렇게 보관하세요	31
14 복령	• 이렇게 만드세요	• 이렇게 보관하세요	32
15 모과	• 이렇게 만드세요	• 이렇게 보관하세요	33
16 생강	• 이렇게 만드세요	• 이렇게 보관하세요	34
17 오가피	• 이렇게 만드세요	• 이렇게 보관하세요	35
18 감잎	• 이렇게 만드세요	• 이렇게 보관하세요	36
19 인삼	• 이렇게 만드세요	• 이렇게 보관하세요	38
20 황기	• 이렇게 만드세요	• 이렇게 보관하세요	39
21 계피	• 이렇게 만드세요	• 이렇게 보관하세요	40

CHAPTER 02 한방 웰빙 주스를 만드는 방법

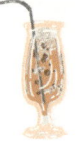

1 딸기 오미자 주스	● 만드는 방법	● 이럴 때 특히 좋아요	42
2 포도 감잎 주스	● 만드는 방법	● 이럴 때 특히 좋아요	43
3 수박 오미자 주스	● 만드는 방법	● 이럴 때 특히 좋아요	44
4 복숭아 오미자 주스	● 만드는 방법	● 이럴 때 특히 좋아요	45
5 당근 결명자 주스	● 만드는 방법	● 이럴 때 특히 좋아요	46
6 생맥산	● 만드는 방법	● 이럴 때 특히 좋아요	47
7 사과 산사 셰이크	● 만드는 방법	● 이럴 때 특히 좋아요	48
8 브로콜리 감 주스	● 만드는 방법	● 이럴 때 특히 좋아요	49
9 토마토 복령 주스	● 만드는 방법	● 이럴 때 특히 좋아요	50
10 오이 진피 주스	● 만드는 방법	● 이럴 때 특히 좋아요	51
11 감 칡 주스	● 만드는 방법	● 이럴 때 특히 좋아요	52
12 딸기 모과 화채	● 만드는 방법	● 이럴 때 특히 좋아요	53
13 당근 셀러리 주스	● 만드는 방법	● 이럴 때 특히 좋아요	54
14 복숭아 대추 주스	● 만드는 방법	● 이럴 때 특히 좋아요	55
15 포도 연자육 주스	● 만드는 방법	● 이럴 때 특히 좋아요	56
16 복숭아 백편두 주스	● 만드는 방법	● 이럴 때 특히 좋아요	57
17 당귀 복숭아 주스	● 만드는 방법	● 이럴 때 특히 좋아요	58
18 산수유 수박 주스	● 만드는 방법	● 이럴 때 특히 좋아요	59
19 바나나 복분자 주스	● 만드는 방법	● 이럴 때 특히 좋아요	60
20 복숭아 산사 주스	● 만드는 방법	● 이럴 때 특히 좋아요	61
21 키위 산사 주스	● 만드는 방법	● 이럴 때 특히 좋아요	62
22 바나나 두충 주스	● 만드는 방법	● 이럴 때 특히 좋아요	63
23 배 산약 주스	● 만드는 방법	● 이럴 때 특히 좋아요	64
24 모과 배 주스	● 만드는 방법	● 이럴 때 특히 좋아요	65
25 산사 포도 주스	● 만드는 방법	● 이럴 때 특히 좋아요	66
26 백편두 토마토 주스	● 만드는 방법	● 이럴 때 특히 좋아요	67
27 도인 포도 주스	● 만드는 방법	● 이럴 때 특히 좋아요	68
28 브로콜리 산사 주스	● 만드는 방법	● 이럴 때 특히 좋아요	70

29 감잎 양배추 주스	• 만드는 방법 • 이럴 때 특히 좋아요	71
30 계피 사과 주스	• 만드는 방법 • 이럴 때 특히 좋아요	72
31 감 파인 주스	• 만드는 방법 • 이럴 때 특히 좋아요	73
32 멜론 감잎 주스	• 만드는 방법 • 이럴 때 특히 좋아요	74
33 셀러리 사과 주스	• 만드는 방법 • 이럴 때 특히 좋아요	75
34 자두 생강 주스	• 만드는 방법 • 이럴 때 특히 좋아요	76
35 동아 당근 주스	• 만드는 방법 • 이럴 때 특히 좋아요	78
36 오디 귤 주스	• 만드는 방법 • 이럴 때 특히 좋아요	80
37 앵두 당근 주스	• 만드는 방법 • 이럴 때 특히 좋아요	82
38 사과 박하 주스	• 만드는 방법 • 이럴 때 특히 좋아요	84
39 사과 칡 주스	• 만드는 방법 • 이럴 때 특히 좋아요	85
40 석류 당근 주스	• 만드는 방법 • 이럴 때 특히 좋아요	86
41 감잎 사과 주스	• 만드는 방법 • 이럴 때 특히 좋아요	88
42 모과 당근 주스	• 만드는 방법 • 이럴 때 특히 좋아요	89
43 감잎 유자 주스	• 만드는 방법 • 이럴 때 특히 좋아요	90
44 구기자 오이 주스	• 만드는 방법 • 이럴 때 특히 좋아요	91
45 사과 배 주스	• 만드는 방법 • 이럴 때 특히 좋아요	92
46 귤 당근 주스	• 만드는 방법 • 이럴 때 특히 좋아요	93
47 오가피 사과 주스	• 만드는 방법 • 이럴 때 특히 좋아요	94
48 사과 결명자 주스	• 만드는 방법 • 이럴 때 특히 좋아요	95
49 양배추 셀러리 주스	• 만드는 방법 • 이럴 때 특히 좋아요	96
50 생강 인삼 주스	• 만드는 방법 • 이럴 때 특히 좋아요	97
51 파슬리 사과 주스	• 만드는 방법 • 이럴 때 특히 좋아요	98
52 복숭아 사과 주스	• 만드는 방법 • 이럴 때 특히 좋아요	100
53 구기자 오이 주스	• 만드는 방법 • 이럴 때 특히 좋아요	101
54 인삼 미나리 주스	• 만드는 방법 • 이럴 때 특히 좋아요	102
55 진피 브로콜리 주스	• 만드는 방법 • 이럴 때 특히 좋아요	103
56 율무 동아 주스	• 만드는 방법 • 이럴 때 특히 좋아요	104
57 산약 고구마 주스	• 만드는 방법 • 이럴 때 특히 좋아요	105
58 당귀 미나리 주스	• 만드는 방법 • 이럴 때 특히 좋아요	106
59 쑥 무 주스	• 만드는 방법 • 이럴 때 특히 좋아요	107
60 인삼 바나나 주스	• 만드는 방법 • 이럴 때 특히 좋아요	108

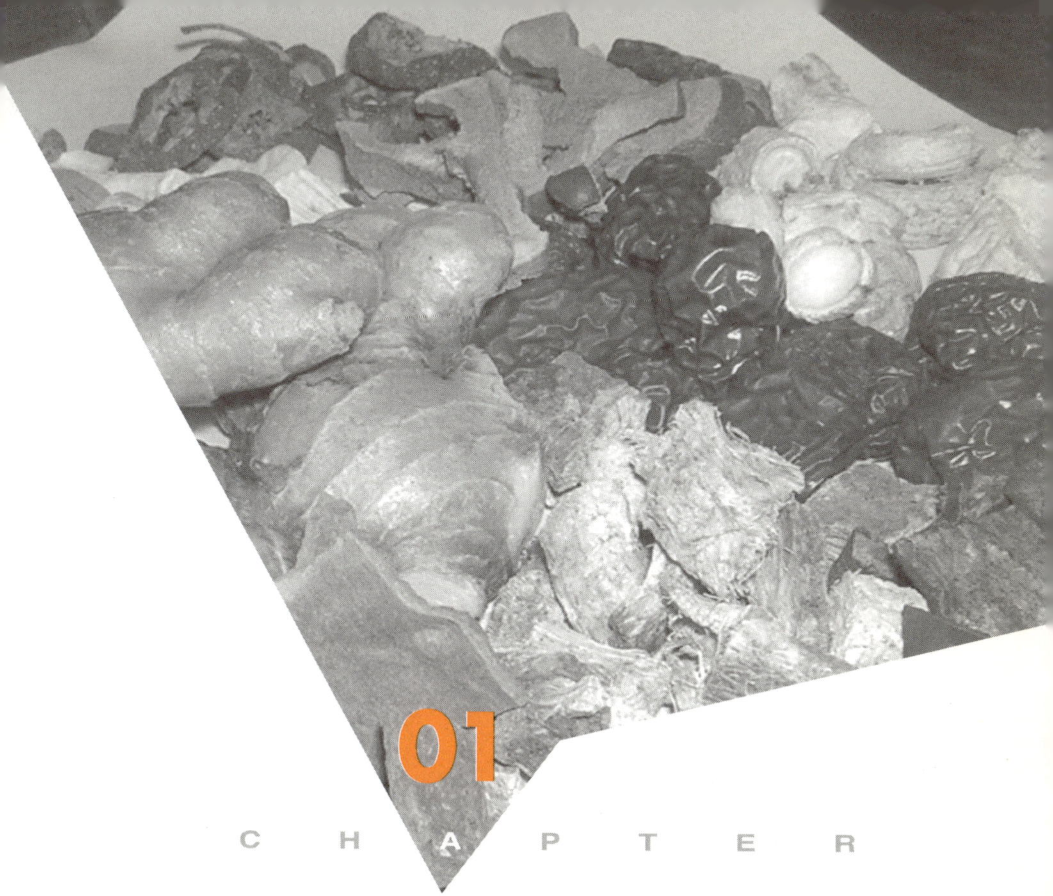

01
CHAPTER

한방 기본 음료

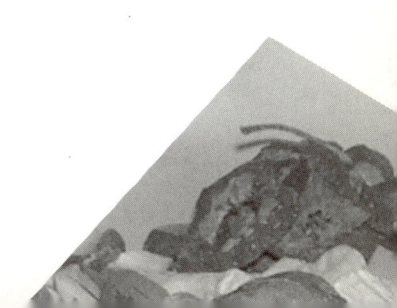

오미자

▶ 오미자의 효능

　오미자란 단맛, 신맛, 짠맛, 쓴맛, 매운맛 이렇게 다섯 가지 맛이 난다 해서 붙여진 이름으로 이 다섯 가지 맛 중에 사과산과 주석산이 많이 들어 있어 신맛이 더욱 강하다. 한방에서도 오미자는 자양강장제로 오래 전부터 이용되어 왔는데 특히 정신적 스트레스를 많이 받는 사람에게 정신신경을 이완시켜 주고 머리를 맑게 해주어 집중도를 높여 준다. 그러므로 오미자차를 날마다 마시면 한낮에 느껴지는 권태로움이나 뻐근한 증상, 건망증에 좋다.

　이 밖에도 오미자는 폐 기능을 보호해 주기 때문에 기침, 가래나 만성기관지염, 인후염, 편도선염 등에 좋고 신맛이 있어 입이 마르고 갈증이 심할 때도 좋다.

　흔히 여름철의 대표적인 한방 음료로 생맥산을 말하는데, 이 음료의 주재료가 바로 오미자이다. 여기에 맥문동과 인삼을 사용하는 것이다. 뿐만 아니라 그 오묘한 맛과 향으로 다른 재료와 혼합하여 맛과 함께 기능성을 높이는 효과를 가질 수 있어 한방 기본 음료로 적합한 것이다.

이렇게 만드세요

오미자는 너무 오래 끓이거나 양을 많이 하여 끓이면 그 맛이 강하여 다른 재료의 맛을 가려버릴 수 있기 때문에 끓이는 시간이나 양 조절을 잘하여 준비해야 한다.

사람에 따라 신맛을 좋아하기도 하고 싫어하기도 하기 때문에 그 농도는 만드는 사람이 주관적으로 정할 일이지만 주로 새콤한 맛을 강조하기 위한 기본 음료라 생각하고 일단 진하게 끓여 보관하면서 용도에 맞게 조절하여 사용하면 좋다.

이렇게 보관하세요

가급적 투명한 유리병이 좋지만 다루기 쉬운 페트병에 담을 경우에는 깨끗하게 씻어 기존에 담겼던 내용물의 냄새가 남아 있지 않도록 해야 한다. 또한 완전히 식힌 후 담아야 한다. 페트병에 담아 보관하면 사용할 때마다 양 조절이 자유로워 다루기가 쉬우며 빠른 시간 안에 냉장시킬 수 있는 장점도 있다.

얼리지 말고 시원하게 냉장 보관하였다가 용도에 맞게 사용하면 좋다.

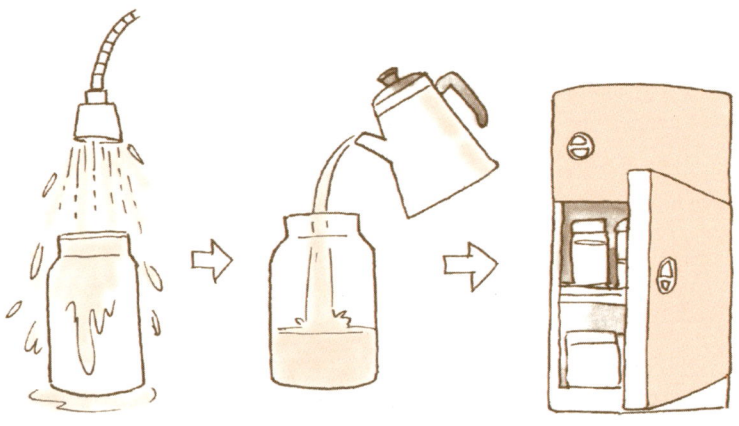

구기자

▶ 구기자의 효능

한방에서 구기자는 독성이 없고 열을 식히며 체내에 쌓인 사기, 흉부의 염증, 소갈과 당뇨병, 관절염, 류머티스, 신경통 등에 좋으며 오래 복용하면 근육을 튼튼하게 하고 전신이 상쾌하며 더위와 추위를 모르는 젊음을 찾는다고 하였다. 지골피는 폐결핵, 당뇨에 효과가 있다. 그리고 위, 신장, 췌장, 간에도 효과가 있다. 또 구기자는 정기를 보강하며 폐와 신장의 기능을 보강하기 때문에 자연히 시력이 좋아진다. 구기자를 오래 먹으면 늙지 않는다고 하여 옛날 우물가에 구기자나무가 있는 마을의 여성들은 모두 아름답고 탄력 넘치는 피부미인들이었다고 한다.

이렇게 만드세요

구기자는 구수하면서도 약간 씁쓰레한 맛을 함께 가지고 있다. 하지만 구기자 한 가지로 차를 끓여 마실 정도이므로 먹는데 그다지 어려움은 없으며, 다른 재료와 어울림도 좋을 뿐 아니라 보약재로써의 효능 역시 뛰어나 웰빙의 목적을 달성하기에 손색이 없다. 물과 구기자의 양을 10 대 1 정도로 잡아 센 불에서 한 번 끓인 후 다시 약한 불로 은근하게 오랫동안 달인다. 그리고 이것을 식혀서 보관한다. 구기자만을 끓인 물에 꿀을 타서 마셔도 손색이 없다.

이렇게 보관하세요

모든 재료는 얼렸다 녹였다를 반복하면 재료가 가지고 있는 효과는 물론 맛도 떨어지게 된다. 따라서 일정한 온도로 보관하는 것이 신선도를 유지하고 효과를 살리는데 큰 역할을 하게 되므로 공기가 통하지 않도록 병에 넣어 온도가 일정한 냉장고의 신선실 등에 보관하는 것이 좋다. 셔벗이나 슬러시 또는 스무디 등을 만들 경우에는 미리 쓸 만큼만 얼음판에 부어서 냉동실에서 얼렸다가 한 번에 사용하는 것이 좋다.

연자육

연자육의 효능

연자육은 쉽게 말해 늪지대나 연못에 피는 연꽃이 지고 나면 생기는 연밥의 씨를 말하는 것으로 전반적으로 강장작용, 자양작용이 뛰어나 산후 여성에게 권할 만하다. 심장(心臟)을 맑게 하는 작용이 있어 불면증이나 가슴이 두근거리는 증상 등이 있을 때도 사용할 수 있다.

대하가 있을 경우 끓여 마시면 효과를 볼 수 있다.

비를 보하고 설사를 멈추게 하며, 신을 보하고 유정(남성들의 정액이 흘러나오는 증상)을 낮게 하며 정신을 진정시키는 효능이 있다.

이렇게 만드세요

연자육을 사용할 때는 반드시 유의해야 할 점이 한 가지 있다. 연자육을 반으로 쪼개 보면 가운데에 새파란 싹이 나는 것을 볼 수 있다. 이것을 보통 핵이라고 하며 이곳에는 약간의 독성이 있으므로 꼭 제거해야 한다. 연자육 100g에 물 2ℓ 정도를 붓

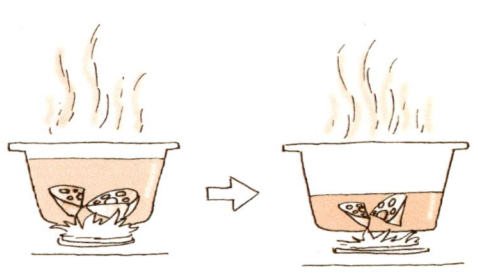

고 처음에는 센 불로 한 번 끓인 후 불을 약하게 하여 물의 양이 1/4쯤 줄어들면 불을 끄고 식힌다.

이렇게 보관하세요

연자육은 끓인 물을 기본 음료나 차로 활용하기도 하지만 연자육 건더기도 버리지 말고 죽을 쑤어 먹으면 약선 음식으로 매우 좋다. 익은 연자육을 믹서에 갈아 콩국처럼 마시던가 콩국을 만들 때 넣으면 좋다. 이렇게 사용하기 위해서는 시원한 곳에 보관하거나 냉장 보관해야 한다.

대추

대추의 효능

대추는 '대조(大棗)', '목밀(木蜜)' 등의 이름으로 불리는데 한의약서에 보면 "성(性)은 평(平)하고[따뜻하다(溫)고도 한다] 맛은 달며[甘] 독이 없다. 속을 편안하게 하고 비(脾)에 영양을 공급하며, 오장을 보하고 12경맥을 도와주며, 진액(津液)을 보하고 9규(九竅)를 통하게 한다. 의지를 강하게 하고 여러 가지 약을 조화시킨다."라고 하여 우리 몸에 매우 이로운 과실임을 알 수 있다. 또한 "오래 먹으면 안색이 좋아지고 몸이 가벼워지면서 늙지 않게 된다."고 하여 노화를 방지하는 좋은 약재로 여겨져 상복(常服)하여도 좋다고 하였다.

성분상으로 대추는 단백질, 지방, 사포닌, 포도당, 과당, 다당, 유기산을 비롯한 칼슘, 인, 마그네슘, 철, 칼륨 등 36종의 다양한 무기원소를 함유하고 있다. 생대추에는 비타민 C와 P가 매우 풍부하게 들어 있어 대추를 '비타민 활성제'라 부르기도 한다.

이렇게 만드세요

대추를 기본 음료로 사용하는 방법은 두 가지가 있다. 그냥 다려서 사용하는 방법과 고(膏 : 농축액)를 만들어 조금씩 덜어 쓰는 방법이 있다. 마른 대추를 사용할 때는 그냥 끓이기보다는 씨를 제거하고 칼집을 조금 내어 끓이면 먹기가 좋다.

깨끗하게 씻은 마른 대추 200g에 물 2ℓ 정도를 붓고 1/3 정도로 졸여 사용한다. 물론 농축액을 만들 때는 이보다 훨씬 많은 양과 물을 붓고 푹 익혀 겉껍질과 씨를 제거한 후 오랜 시간 졸여야 한다.

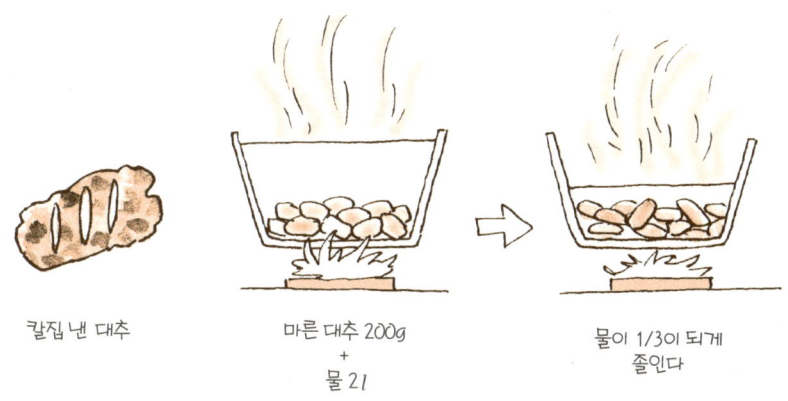

칼집 낸 대추 　　　마른 대추 200g 　　　물이 1/3이 되게
　　　　　　　　　　+　　　　　　　　　졸인다
　　　　　　　　　　물 2ℓ

 ### 이렇게 보관하세요

대추를 달인 물은 자칫 대추속살이 흩어져 나올 수 있기 때문에 가급적 침전물을 가라앉히거나 거름종이로 맑게 걸러서 냉장 보관해야 한다.

여름철일 경우 잘못 보관하면 상할 수도 있으므로 주의해야 하며 너무 많은 양을 만들기보다는 적당량을 만드는 것도 중요하다.

산사육

▶ 산사육의 효능

보통 산이나 들에서 야생하는데 열매를 따서 술을 담그나 차로 이용하기도 한다. 흔히 야생 사과 같다고 하여 산사라는 이름이 붙여졌으며, 한방에서는 오래 전부터 소화기 계통의 질병에 약으로 써 왔다.

맛은 시고 성질은 서늘하다. 위경, 대장경에 작용하므로 소변을 잘 보게 하며 해열효과와 함께 피가 잘 돌게 하고 해독작용을 한다. 부종과 각기병 그리고 소변불통이나 월경불순, 생리통, 부스럼이나 피부가 헌 데도 사용한다.

또한 모과처럼 쿠엘세틴, 오레아놀산을 함유하고 있기 때문에 이뇨작용을 한다. 또한 비타민 B_1, C, 칼로틴, 클로로겐산 등을 함유하고 있어 산후복통, 숙취, 건위, 소화불량, 만성설사에도 효과적이다.

이렇게 만드세요

건재약국에 가면 썰어서 건조시킨 산사육을 구할 수 있다. 산사육 100g당 물 2l 정도를 붓고 한소끔 끓인다. 그리고 불을 끄고 체로 건더기를 걸러내던가, 식을 때를 기다려 건더기가 가라앉으면 윗물만 따라서 사용한다.

산사육을 끓일 때 너무 오래도록 끓이면 자칫 떫은 맛이 날 수 있으므로 주의해야 한다. 깔끔한 신맛만 나도록 끓이는 것이 좋다.

이렇게 보관하세요

건재약재는 윗물을 잘 따른다고 해도 찌꺼기가 따라 나올 수 있다. 때문에 커피를 거르는 거름종이를 사용하면 좋다. 냉장 보관하며 신맛이 있어서 새콤한 맛을 내기 위한 여름철 음식에 첨가하여도 좋다.

갈근

갈근의 효능

갈근은 예로부터 한방이나 민간에서 약으로 사용해 왔는데 발한작용과 해열작용이 뛰어나기 때문에 감기의 예방과 치료제로 많이 사용하였다. 뿐만 아니라 과음을 했을 때 두통과 갈증을 멎게 해주며 술독을 풀어 주고 기분을 좋게 해주기 때문에 애주가들의 사랑을 받고 있다. 이 밖에도 고혈압, 당뇨, 소화불량, 하혈, 구토 등에도 효과가 있을 뿐 아니라 설사를 멈추는 작용과 혈액순환작용으로 어혈을 풀어 주고 축농증과 비염 등에도 효과가 있어 날씨가 쌀쌀해질 때 코가 막히고 재채기가 나면 갈근을 이용해 예방하면 좋다.

근래에 발표된 연구 결과에 의하면 갈근(칡)은 성장호르몬 생성을 촉진시키는 것으로 밝혀졌으며, 골다공증 예방 효과도 있는 것으로 나타나 골다공증 예방 치료제로도 개발이 가능할 것이라고 한다.

이렇게 만드세요

갈근만으로 차를 만들어 마시기도 하는데 이 때는 될 수 있는 한 따뜻하게 해서 마셔야 할 뿐 아니라 진하게 끓여서 사용한다. 그러나 여기에서는 건강주스를 위한 기본 음료로 사용하는 것이기 때문에 너무 진하게 끓이면 갈근이 가진 녹말 성분으로 인하여 맛이 탁해져서 전체적으로 영향을 줄 수 있다. 그러므로 깨끗하게 손질하여 연하게 끓이거나 조금 진하게 끓였을 경우 차게 식힌 후 윗물만 따라서 사용한다.

이렇게 보관하세요

녹말 성분이 있는 음식물은 자칫 쉴 수 있으므로 반드시 냉장 보관한다. 칡차의 원료가 되는 갈근의 경우 기능성 음료로 사용하는 일이 많기 때문에 너무 많은 양을 넣고 끓이면 맛이 탁해질 수 있다. 따라서 제대로 거르고 차게 해서 사용해야 한다.

결명자

결명자의 효능

결명자는 맛이 달고 쓰며 약간 차고 무독하여 옛날부터 간과 눈을 좋게 하며 강장, 이뇨, 고혈압, 위가 약한 사람에게 많이 사용하였다.

변비, 소화장애, 위궤양은 물론 눈의 피로를 풀어 주고 충혈을 낫게 하며 야맹증, 결막염, 백내장, 녹내장 등의 안과 질환에 쓰인다. 뿐만 아니라 신장병에 결명자차를 마시면 수분이 대변과 함께 많이 배설되기 때문에 신장의 부담을 덜어주어 피로한 신장이 회복되도록 도와주고 구강염과 숙취 등에도 이용하고 있다.

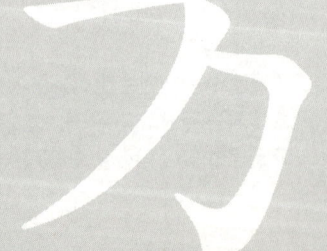

이렇게 만드세요

결명자 20g에 물 500㎖ 정도로 잡는다. 건재약재이기 때문에 결명자는 깨끗이 씻어 체에 받쳐 물기를 뺀 후 프라이팬에 넣고 충분히 볶아준다.
찬물에 결명자차를 넣고 중불에서 20분 정도 달여 맛이 충분히 우러나면 식힌다.

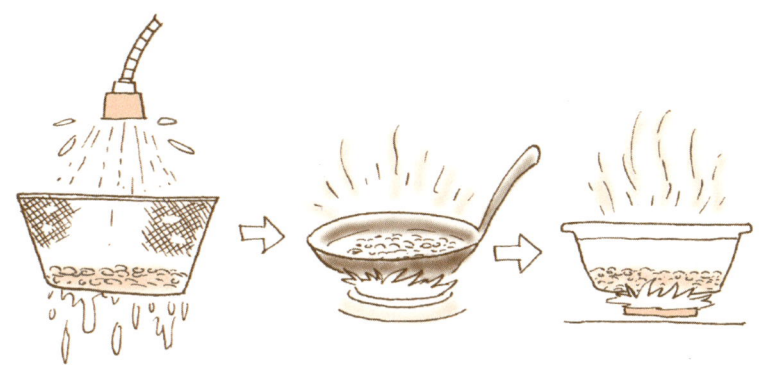

이렇게 보관하세요

냉장고에 식혀 보관한 결명자는 그냥 마셔도 좋고 손님이 갑자기 찾아와서 내놓을 차가 없을 때 결명자에 잣을 한두 개 정도 띄우고 설탕을 따로 내면 훌륭한 결명자차가 되기도 한다. 설탕 대신 꿀을 쓸 때는 미리 셰이커에 꿀과 함께 넣어 흔들어 찻잔에 담아내면 훌륭한 여름용 차가 된다.

두충

두충의 효능

두충은 맛이 약간 매우면서 달고 정액을 견고하게 해준다.

두충은 허리의 통증과 무릎 관절의 통증을 다스린다. 뿐만 아니라 약성이 따뜻하고 간에 들어가 기를 돋우는 작용을 하기 때문에 신장 기능을 활발하게 하여 정력을 좋게 해준다. 진통작용은 물론 혈압강하작용도 하며, 고환의 내분비를 증강시키고 교감신경을 왕성하게 하며 체력을 키우고 정신건강에 도움을 준다

두충이 근골을 튼튼하게 해준다는 것은 간과 신장에 작용하기 때문인데 간은 우리 몸의 근육을 관장하는 장기이며, 신장은 우리 몸의 뼈를 관장하는 장기로서 이 두 장기가 좋아지면 근육과 뼈가 튼튼해지는 것이다. 그렇기 때문에 관절이나 허리가 좋지 않으면 두충을 사용한다.

이렇게 만드세요

두충은 약으로 쓸 경우 소금물에 적신 후 탈 정도로 볶아서 사용한다. 이것이 염지두충이다. 그러나 차로 사용하거나 음료로 쓸 경우는 그냥 사용하게 되는데 우선 표면에 묻은 먼지나 이물질을 없앤다. 깨끗이 씻은 두충 60g에 물 2ℓ 정도를 붓고 약한 불로 은근히 오랫동안 달인다.

두충차로 마실 때는 설탕보다는 꿀을 타서 마시면 더욱 좋다.

이렇게 보관하세요

달여진 두충은 맑은 물만 따라서 사용하는데 체로 건더기를 건져내 거름종이로 걸러 맑게 받은 후 서서히 식힌 다음 냉장고에 보관한다.

복분자

복분자의 효능

　복분자는 맛이 달고 시며, 성질은 평(平)한데 약간 따스한 성질이 있다. 주로 간과 신장의 기능을 보하고, 사정을 연장시키는 삽정(澁精), 소변을 참게 하는 축뇨(縮尿), 발기를 도와주는 조양(助陽), 눈을 맑게 하는 명목(明目)의 효능이 있다. 그러므로 복분자는 신장 기능 허약으로 인한 유정, 몽정, 유뇨, 잦은 소변, 발기부전, 심한 피로감을 회복시키고 간신(肝腎)의 기능이 허약하여 발생하는 시력약화, 눈앞에 꽃이나 별과 같은 헛것이 보이는 증상, 귀울림, 어지럼증, 머리가 희어지는 증상 등을 치료하는데 쓰인다.
　뿐만 아니라 신기의 부족으로 인한 여성의 불임증이나 간신의 부족으로 인한 어린이 발육부족증에도 사용한다.
　장미과 복분자딸기·덩굴딸기·섬딸기·나무딸기·붉은 가시딸기·거지딸기·가시·복분자·딸기의 열매를 모두 한방에서는 복분자라고 부른다. 한약으로 사용하는 복분자는 덜 익은 파란 열매를 따서 말린 후 법제를 하여 쓴다. 술을 담그거나 그냥 먹거나 잼 등을 만들 때는 완전히 익은 것을 사용한다.

🌱 이렇게 만드세요

복분자는 사실 한약명이며, 완전히 익은 것은 산딸기일 뿐이다. 잼이나 농축액으로 만들어 사용하기도 한다. 이럴 때는 완전히 익은 열매를 사용해야 하지만 주스의 기본 음료로 사용하기 위해서는 약재로 파는 복분자, 즉 덜 익은 푸른 열매 말린 것을 사용해야 효과가 좋다. 복분자는 깨끗하게 씻어서 먼지를 제거한 후 술에 담갔다가 쪄서 다시 말린 것을 사용한다.

복분자 100g에 물 2ℓ를 붓고 은근히 끓인 후 맑은 물을 받아 사용한다.

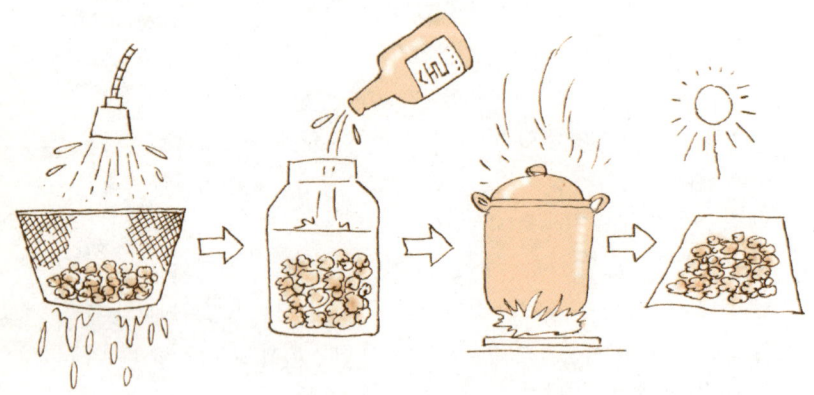

🌱 이렇게 보관하세요

복분자 달인 물을 그대로 차로 마실 때는 꿀을 타서 마시면 되는데 이 경우는 조금 진하게 달여 사용하며 시원하게 냉장 보관해야 한다.

냉장 보관을 할 때 주의할 점은 완전히 식힌 다음 밀폐용기를 사용해야 한다. 자칫 냉장고 속의 다른 냄새가 배어들면 주스의 맛을 버릴 염려가 있으므로 주의한다.

산수유

산수유의 효능

산수유는 따뜻한 성질에 신맛을 갖고 있으며 신허를 다스리는데 간과 신장을 보호하고 몸을 단단하게 한다. 신맛은 근육의 수축력을 높여 주고 방광의 조절능력을 향상시켜 어린아이들의 야뇨증을 다스리며, 노인들에게서 많이 나타나는 요실금에도 효능이 있다.

허약한 콩팥의 생리기능 강화와 정력증강에 효과가 있으며 장기간 복용하면 몸이 가벼워질 뿐만 아니라 과다한 정력소모로 인한 요통, 조로현상, 이명현상, 원기부족 등에도 효과가 있다. 무릎과 허리를 따뜻하게 해주기 때문에 관절이 안 좋은 사람들에게도 효과가 있다.

대표적인 보약재로 평소 꾸준히 복용하면 건강에 도움이 된다.

이렇게 만드세요

산수유는 씨를 빼내고 말려 뒀다가 소주를 넣고 살짝 찐 후 다시 말려서 사용한다. 일종의 소독과정을 거치는 것인데 가을철 햇산수유를 사용할 때는 씨만 빼내고 끓이는데 이 때는 과육이 부드러워 풀어질 수도 있으므로 잘 걸러서 사용한다.

이렇게 보관하세요

한동안 산수유가 인기 건강식품으로 떠오른 적이 있었다. 물론 한약재로 사용하며 보혈제이기 때문에 당연한 것인데 이왕이면 마른 산수유를 구입하여 사용하는 것이 보관하기가 더 쉬울 것이다.

산수유 20g에 물 1*l*의 비율로 천천히 끓여 잘 걸러서 식힌 후 냉장고에 보관해 두었다가 사용하면 된다.

산약

▶ 산약의 효능

　산약은 맛이 달고 성질이 따뜻하여 몸을 보하고 비장에 이로운 약이다. 뿐만 아니라 폐 · 콩팥[腎臟] · 위 · 간의 경락(經絡)에도 작용한다. 몸의 기운을 돕고 비위를 보하여 설사를 멈추게 하고 살이 찌게 하며 폐와 신을 보하기 때문에 귀와 눈을 밝게 한다.

　허약한 데, 병을 앓고 난 뒤, 유정, 야뇨증, 요통, 건망증, 이명증(귀울림)에 쓴다. 갈증을 멎게 하고 해소기침과 만성위염 · 위궤양 · 만성신장염 · 신경쇠약증에 좋다.

　산약은 보약으로서, 또 위장관을 자극하여 입맛을 돋우며 소화흡수를 돕는 작용이 있으므로 위장관이 나쁜 사람들이 나른할 때 먹으면 좋은 효과를 볼 수 있다.

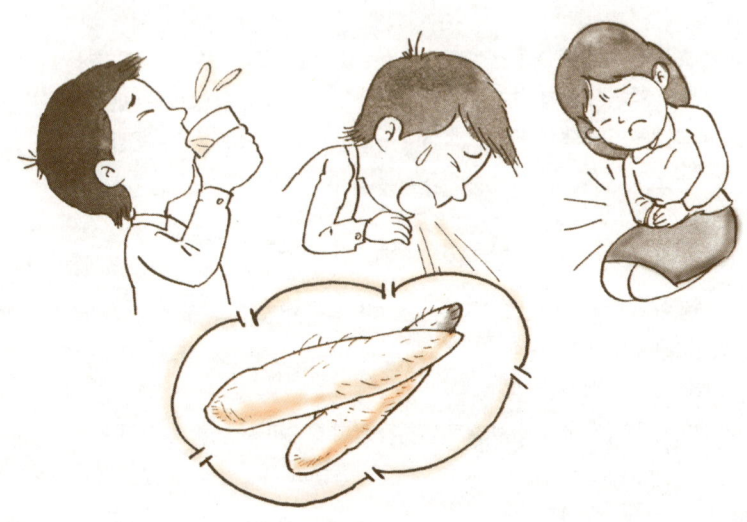

이렇게 만드세요

우리가 흔히 마라고 부르는 약재가 바로 산약이다. 한방에서 사용할 때는 완전히 건조된 것을 사용하는데 녹말 성분이 많아 끓이면 풀어지게 되므로 죽을 쑤어 먹는 경우가 많다. 미리 많이 끓여서 사용하기보다는 적당량을 끓여서 식힌 후 사용하는 것이 좋다.

이렇게 보관하세요

산약은 녹말 성분과 섬유질이 많아 자칫 여름철에 잘못 보관하면 상할 염려가 있으므로 차로 끓여 마시는 양보다 조금 넉넉히 하여 따뜻하게 마시고 나머지는 보관하는 정도로 물 양을 잡아야 한다. 물론 밀폐용기를 사용하고 냉장 보관하되 너무 오랫동안 두면 안 된다. 건강을 위해서 마시는 것이기 때문에 만들어 놓아야 하는 양 조절은 자연스럽게 이루어질 것이다.

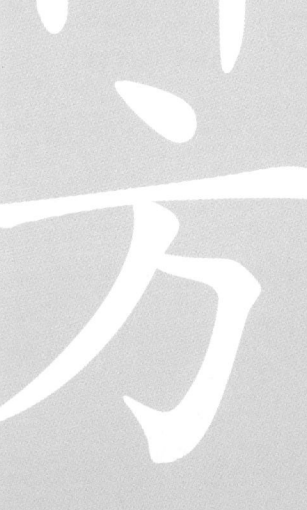

백편두

백편두의 효능

백편두는 맛이 달고 성질은 약간 따뜻하며 비경, 위경에 작용한다. 주독을 풀어 주기도 하고 급성 위장장애를 치료한다.

열매 이외에도 백편두는 꽃과 줄기와 잎이 모두 약용으로 쓰이는데 꽃은 여성들의 대하를 치료하고 설사와 이질을 멈추게 하며, 줄기와 잎은 토사곽란을 치료하는 약이 되기도 한다.

또한 백편두에는 농마, 비타민 A, B, C 등이 많이 들어 있으며 소화기계통의 기능을 높여 주고 수액대사를 조정하는 등의 작용을 하고 입안의 갈증을 없애 주며 체질을 튼튼하게 하는데도 효과가 있다.

그리고 위장질병을 동반한 감기, 만성위장염, 소화불량 등을 치료할 때 함께 쓰면 좋다. 특이한 것은 알코올 중독에도 효능이 있으며, 복어의 독을 해독하거나 예방할 때도 쓰일 정도의 효과가 있는 것으로 알려져 있다.

이렇게 만드세요

백편두 역시 너무 오래 끓이면 풀어져 버릴 염려가 있으므로 천천히 콩이 풀리지 않을 만큼만 끓여서 사용한다. 물만 우러나올 정도로 끓여 맑은 물을 쓰는 것이 좋다. 백편두 20g에 물 1ℓ 정도 분량을 넣고 끓여 물이 절반 정도 되게 하여 사용한다.

이렇게 보관하세요

백편두는 콩과식물이기 때문에 일단 음료로 사용할 만큼만 끓여 물을 따로 담아 식혀 보관하고 콩은 별도로 더 익혀서 찬물에 식혀 보관했다가 콩국을 만들거나 다른 음식에 응용하여 사용한다.

하수오

하수오의 효능

하수오의 본명은 야교등(밤에 음양이 교합하는 덩굴나무라는 뜻)이며 하수오라는 사람이 이것을 먹었다 하여 하수오라는 이름이 생겼다고 한다.

하수오는 맛이 달고 수태에 좋으며 정을 더하고 안색을 아름답게 할 뿐 아니라 머리카락을 검게 한다. 하수오라는 사람이 성불능증이 있었으나 하수오를 먹고 남자의 구실을 하고 자식까지 두었으며 100살이 넘게 살았다는 전설이 있을 만큼 불로장생의 약으로 꼽히고 있다. 강장효과가 강하여 술에 담가서 마시면 소화 기능을 도와주고 허약한 사람에게도 좋다.

 ### 이렇게 만드세요

한 번 양으로 하수오 20g에 물 1ℓ를 붓고 절반 정도 되도록 달여서 사용하는데 이 때 하수오는 말려서 가루를 내어 따로 먹으면 강장제를 따로 먹을 필요가 없다.

하수오를 먹을 때는 마늘과 파, 그리고 무와 비늘 없는 물고기를 함께 먹지 않는 것이 좋다.

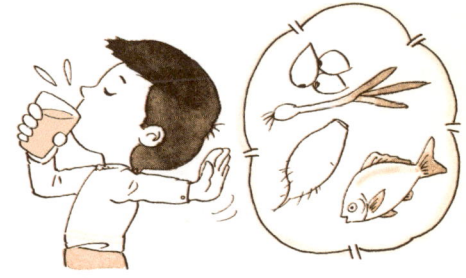

 ### 이렇게 보관하세요

하수오를 달여 맑은 물만 걸러 받아 냉장 보관하고 건더기는 깨끗한 장소에서 바람이 잘 통하도록 하여 말렸다가 종이봉지 등에 담아 보관하거나 가루로 빻아서 하루 3스푼 정도 복용하면 좋다.

복령

복령의 효능

백복령은 맛이 달고 심심하며 성질은 평하다. 폐경, 비경, 심경, 방광경에 작용한다. 소변을 잘 보게 하고 비를 보하며 담을 삭이고 정신을 안정시킨다. 또한 이뇨작용, 혈당조절작용, 진정작용 등도 있는 것으로 밝혀졌다. 복령의 다당류는 면역부활작용, 항암작용을 나타낸다. 비허로 붓는 데, 복수, 담음병, 구토, 설사, 소변이 잘 안 나오는 데, 가슴이 두근거리는 데, 불면증, 건망증, 만성소화기성 질병 등에 쓴다. 특히 백복령은 비를 보하고 담을 삭이는 작용을, 적복령은 습열을 없애고 소변을 잘 나오게 하는 작용을 한다.

복령은 오래 먹을수록 몸에 이로운 식품이자 약이다. 복령을 먹는 것에 습관을 들이면 곡식을 전혀 먹지 않고도 살 수 있을 뿐만 아니라 정신이 맑아지고 힘이 난다.

 이렇게 만드세요

백복령은 오래 달이면 모두 풀어져 버린다. 보통은 그냥 가루로 먹기 때문에 복령만을 음료로 할 때는 그대로 깨끗이 손질하여 끓여 꿀을 타서 마셔도 좋으며 기본 음료를 만들 때는 베 보자기 등에 싸서 맑게 끓여서 사용한다.

복령주스를 만들 때는 생복령을 사용하는 것이 좋지만 구하기가 힘이 들기 때문에 복령을 달인 후 건더기를 믹서에 갈아 사용한다.

이렇게 보관하세요

백복령 역시 전분 성분이 많기 때문에 잘못 보관하면 상할 염려가 있다. 조금씩(1회 20g 내외) 먹을 만큼만 끓여서 사용하는데 냉장 보관을 하되 너무 오래 보관하지 않도록 한다.

모 과

모과의 효능

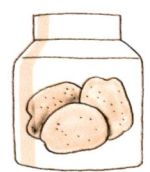

과일 중에 가장 못생겼다 하여 곧잘 못생긴 사람을 모과에 비유하기도 한다. 모과의 모양은 타원 또는 공 모양이다. 처음에는 녹색이다가 다 익으면 노란빛이 되고 울퉁불퉁해진다. 향기가 뛰어나지만 맛은 시고 떫으며 껍질이 단단해 날로 먹기는 어렵다. 표면에 정유 성분이 있어 끈끈한데, 이것이 향과 효능을 더해 준다.

모과는 알칼리성 식품으로서 당분(과당), 칼슘, 칼륨, 철분, 비타민 C가 들어 있고 타닌 성분이 있어 떫은 맛이 나며 사과산, 시트르산 등의 유기산이 들어 있어 신맛이 난다.

소화효소의 분비를 촉진하여 소화 기능을 좋게 하므로 속이 울렁거릴 때나 설사할 때 먹으면 편안해진다. 신진대사를 좋게 하여 숙취를 풀어 주고, 가래를 없애 주어 한방에서는 감기나 기관지염, 폐렴 등에 약으로 쓴다. 목 질환에도 효과적이나 소변의 양이 줄어들므로 주의해야 한다.

 이렇게 만드세요

모과는 가을에 수확한 후 얇게 썰어 통풍이 잘되는 곳에서 말려두었다가 필요할 때 사용하면 되는데 생모과를 꿀이나 설탕에 재웠다가 모과청을 만들어 그대로 차로 이용하기도 한다. 주스의 기본 음료로 사용할 경우 모과 100g에 물 1*l* 정도의 비율로 하며 진하게 달인 후 건더기와 찌꺼기를 제거하고 식혀 두었다가 사용하면 된다.

생 강

생강의 효능

한방에서는 생강과의 여러해살이풀의 신선한 뿌리줄기를 생강이라 하여 약으로 이용한다. 맛은 맵고 성질은 약간 따뜻한데 폐경, 비경, 위경에 작용한다. 생강즙은 건위작용을 하며 위점막을 자극하여 반사적으로 혈압을 높이고 억균작용을 한다. 생강의 독특한 향기와 매운 맛은 식욕증진과 독성중화에 중요한 작용을 나타내고 있다. 뿐만 아니라 다른 약재나 재료와 함께 하면서 약효를 증진시키는 작용을 하기 때문에 한약에 반드시라고 할 만큼 생강이 들어간다.

이렇게 만드세요

생강은 일반적으로도 차로 많이 이용하고 있는데 겨울철에 마시는 생강차는 감기 예방에도 효과가 있어 널리 알려져 있다. 반면에 여름철에는 특히 몸이 냉하거나 향미를 위해서 사용하게 되므로 진하게 달여 시원하게 보관하는 것이 좋다.

이렇게 보관하세요

진하게 달여서 밀폐된 병에 담아 서늘한 곳에 보관하는 것이 좋다. 여름철에는 너무 오래 보관하지 않는 것이 좋고 겨울철에는 그 나름대로 차가 되기 때문에 필요한 만큼 계속 달여 마시면 좋다.

오가피

오가피의 효능

『본초강목(本草綱目)』에 보면 하늘의 오차성(五車星) 정기를 받아 잎이 오출(五出)한다는 나무가 바로 오가피나무이다. 오가피나무는 손바닥 모양처럼 5개로 잎이 갈라지고, 갈라진 작은 잎은 다원형에 길이가 5~15cm 정도로 양끝이 뾰족하고 톱니가 있다.

이 오가피나무의 뿌리껍질을 벗겨 말린 것을 오가피라 하고 한방에서는 하반신에 작용하는 강장, 진통제로 음위, 관절염, 류머티즘, 허리의 피로감, 무력증과 허약체질 등에 쓰고 근골(筋骨)의 동통, 요통 등에 쓴다. 약리 실험에서도 오가피는 비타민 A와 B가 많이 함유되어 있고, 신경통에 특수한 효능이 있는 것으로 인정되고 있다. 오가피를 술로 담가 만든 오가피주는 진통작용, 강장작용이 있고 수족냉증과 동통 그리고 음위 등에 효과가 좋아 약술로서는 단연 으뜸으로 인정한다.

이렇게 만드세요

깨끗이 씻은 오가피 20g에 물 1ℓ 정도를 붓고 한 번 끓인 다음 불을 줄여 서서히 물이 절반 정도가 되도록 졸인다.

찌꺼기가 생길 수 있으므로 거름종이로 맑게 걸러 병에 담아 냉장 보관한다.

감잎

▶ 감잎의 효능

　감잎에는 많은 영양분이 들어 있어 조상들의 기호와 영양을 겸한 건강차의 재료로 손꼽혀 왔다. 감잎에는 여러 영양소가 많지만 그 중에서도 비타민 C의 함유량이 100g 중 100mg이나 된다. 비타민 C가 많다고 알려진 레몬의 약 20배 분량이다. 괴혈병(壞血病), 빈혈, 고혈압에 뚜렷한 효과가 있다고 하며 특히 5~6월경에 수확한 어린잎에 비타민이 가장 많이 있으며 칼슘 또한 많아 임산부와 어린이에게 매우 좋다.

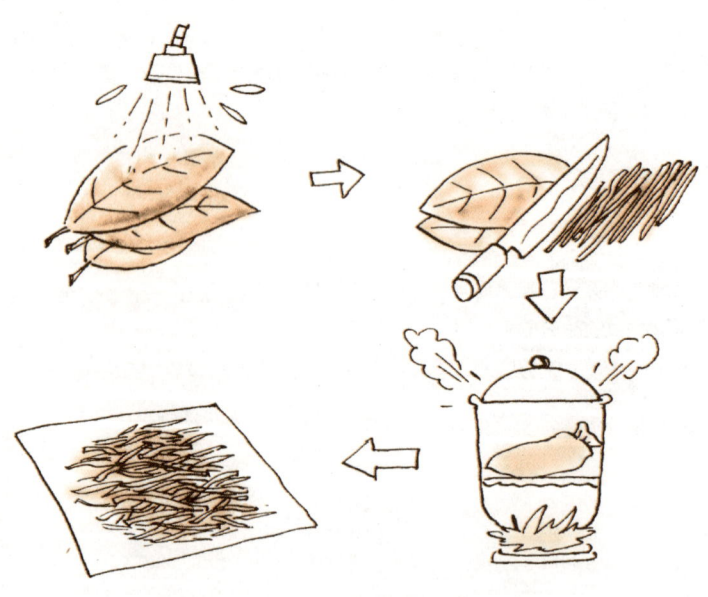

🌿 이렇게 만드세요

5, 6월경에 어린잎을 따서 깨끗이 물에 씻은 후 물기를 완전히 뺀 후 얇게 채를 썬 다음 천으로 만든 자루에 넣고 끈으로 입구를 묶어 찜통에서 몇 분간 쪄낸다.
김이 두어 번 나온 후 불을 끄고 따뜻한 기운이 남아 있을 때 자루를 손으로 잘 치대준다. 이 과정은 나중에 끓는 물을 부어 차로 마실 때 잘 우러나게 하기 위한 과정이다. 자루에서 치대어진 감잎을 꺼내 대바구니나 채반에 넓게 펴 널어 바람이 잘 통하는 그늘에서 2~3일간 바싹 말려 종이봉지에 담은 후 통에 넣어 습기가 차지 않도록 보관한다.
이렇게 준비된 감잎은 끓는 물에 넣어 우려낸 후 그냥 마시기도 하고 식혀 두었다가 주스를 만들 때 기본 음료로 사용하기도 한다.

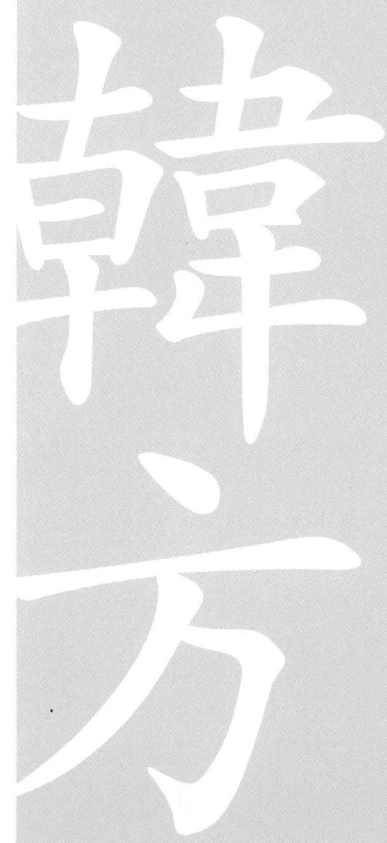

인 삼

인삼의 효능

　　인삼은 맛이 달고 원기를 크게 보해 주고 갈증을 멎게 하며 몸 속의 진액을 나오게 한다. 폐를 튼튼하게 하며, 비장(脾臟)을 좋게 할 뿐 아니라 심장을 편안하게 해준다고 했으며, 오장(五臟) 즉 간·심장·폐·신장·비장의 양기(陽氣)를 돋우어 주는 주약으로 사용하고, 정신을 안정시키고 오부로 진입하는 병사(病邪)를 제거하여 주며, 눈을 밝고 지혜롭게 하고 오래 복용하면 몸이 가벼워지고 장수한다고 하였다. 또한 사포닌 성분이 들어 있어 중추 신경의 흥분과 피로를 해소시키며, 정력과 체력을 증진시킬 뿐 아니라 빈혈·저혈압·냉증·감기·위장병·당뇨병 등의 예방, 병후의 회복에 효과적이다.

이렇게 만드세요

　　수삼, 즉 생삼을 갈아 인삼즙을 그대로 복용하는 경우도 있다. 그러나 건삼인 경우 달여서 사용해야 하는데 잘게 썬 인삼 10g에 물 1ℓ 정도 비율로 하여 물이 절반으로 졸아들 때까지 천천히 달인 후 체로 거른다.
　　꿀을 타서 그냥 차로 이용하기도 하지만 식혜 두었다가 직접 인삼을 사용하지 못하는 경우 기본 음료로 사용하면 좋다.

황기

황기의 효능

황기는 맛이 달고 성질이 따뜻하다. 모든 허증을 보해 주는데 특히 기를 보하는 작용과 비장이 허해져서 소화에 이상을 일으켜 설사하는 것을 치료하기도 한다. 피부의 땀구멍을 조절하여 식은땀을 흘리거나 잠을 자다가 저절로 흘리는 땀을 치료하는데 효과가 좋다.

땀이 없는 사람에게는 땀이 나도록 하며 반대로 땀이 너무 많은 사람은 땀이 나지 않도록 하여 허약한 어린이들이나 여성들의 냉대하 등에도 효과가 있어 여름철에 좋은 약재이다.

이렇게 만드세요

황기는 대개 인삼을 싫어하거나 인삼이 받지 않는 체질인 경우 닭과 함께 사용하는데 가장 잘 어울린다고 한다. 평소에도 황기와 닭을 함께 요리하면 맛도 좋아지고 영양가와 효능도 뛰어나다. 약으로 쓸 때는 황기를 꿀에 묻혀서 볶아서 사용하는데 여기에서는 그냥 사용한다. 황기는 어슷어슷하게 썰어서 사용하는데 깨끗하게 다듬어 썬 황기 20g에 물 1*l*를 붓고 은근한 불로 달여서 물이 절반 정도 되게 하여 시원하게 보관하였다가 사용하는데 고기종류를 요리할 때 육수로 사용해도 좋다.

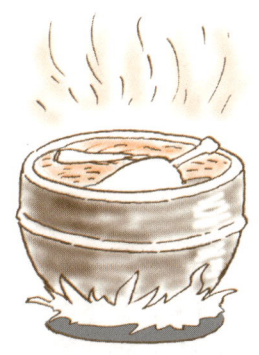

계피

▶ 계피의 효능

계피는 계수나무의 속껍질로 독특한 향기가 있어 음식의 향기를 내는 재료로 많이 사용한다. 자양강장 · 흥분 · 발한 · 해열 · 진통 · 건위정장 작용이 있으며, 특히 몸이 허해 추위를 타는 경우 땀을 내주는 발한의 효능이 있다.

이렇게 만드세요

통계피는 깨끗이 씻어 물기를 뺀 후 용기에 통계피 10g과 물 1*l* 를 부어 끓인다. 물이 끓으면 약한 불로 줄여 은근하게 오랫동안 끓인 후 건더기는 체로 걸러 내고 꿀을 가미하여 칼칼하고도 달짝지근한 맛을 내도록 한 후 식혀서 냉장 보관한다.

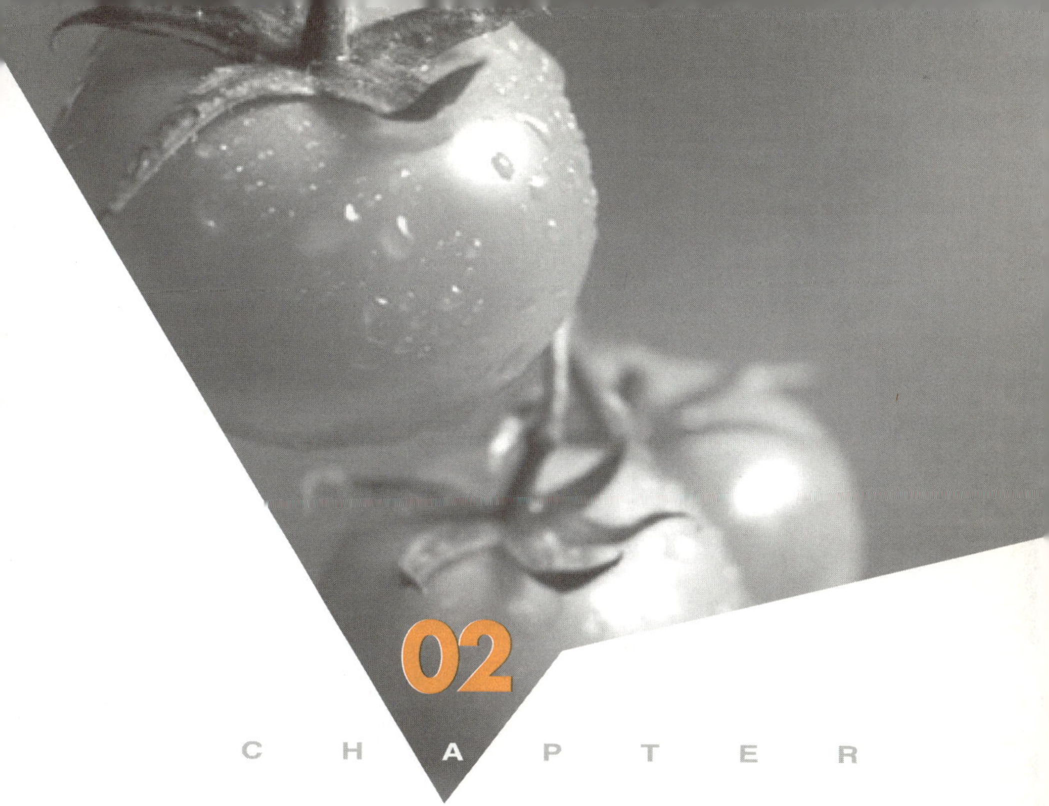

02
CHAPTER

한방 웰빙 주스를
만드는 방법

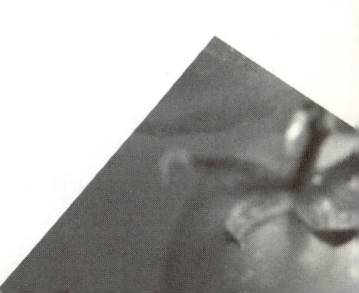

딸기 오미자 주스

* 피로회복, 스트레스

재료
딸기 5개
오미자 음료 50ml
우유 100ml
꿀 1큰 술

　딸기는 과일 중 비타민 C의 함량이 가장 높아(100g당 80mg) 귤보다 1.5배, 사과보다는 10배가 많다. 딸기 6, 7개이면 하루 필요한 비타민 C를 모두 섭취할 수 있게 된다.
　그리고 딸기에 많은 비타민 C는 여러 가지 호르몬을 조정하는 부신피질의 기능을 활발하게 하므로 체력 증진에 효과가 있다. 딸기와 한약재인 오미자가 만나 상큼한 맛을 더욱 강하게 하며 기관지를 보호하고 스트레스를 완화시키는 작용을 한다.

만드는 법

❶ 딸기는 흐르는 물에 깨끗이 씻어 꼭지를 따서 큰 것은 1/2로 갈라놓는다.
❷ 오미자 음료 역시 미리 차게 해 놓는다.
❸ 먼저 딸기와 우유를 넣고 한 번 돌려 준 다음 오미자 음료와 꿀을 함께 넣고 곱게 간다.

이럴 때 특히 좋아요

지치기 쉬운 여름철, 외출에서 돌아와 허기를 느끼지만 식사를 하기에는 좀 이르다 싶으면 우선 먼지를 씻어내고 딸기 오미자 주스를 한잔하면 노곤하던 몸에 생기가 돌며 속도 든든해질 뿐만 아니라 피로감도 없어져 상쾌하게 남은 시간을 보낼 수 있다.

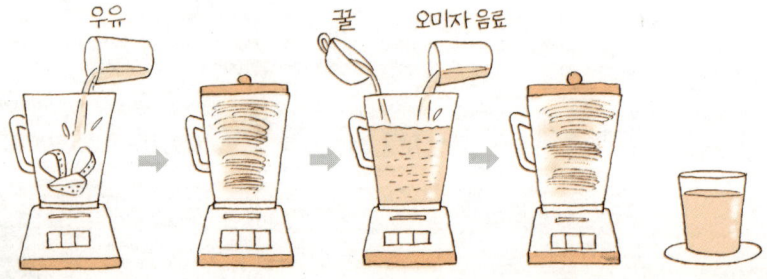

포도 감잎 주스

*소화불량, 호흡기 질환

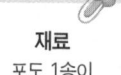

재료
포도 1송이
감잎 음료 50ml
레몬즙 1작은 술

포도는 많은 당질을 함유하고 있어서 체내에서 곧바로 흡수되는 특성을 가지고 있어 피로회복에 도움을 준다. 뿐만 아니라 포도는 성질이 평하고 달며 신맛이 미각을 자극하여 여름철 과일의 여왕이라고도 불린다.

포도에는 다당류 이외에도 타닌과 페놀류가 고농도로 농축되어 있어 충치 바이러스, 암세포의 증식을 억제하는 기능이 있다. 감잎에 함유된 비타민 C의 양은 레몬의 20배나 된다.

만드는 법

1. 포도는 깨끗이 씻어 씨를 제거한다.
2. 시원하게 식힌 감잎 음료와 손질한 포도, 레몬즙을 함께 넣고 믹서에 간다.
3. 포도껍질을 한 번 걸러준다.

이럴 때 특히 좋아요

포도는 신진대사를 촉진하기 때문에 소화불량에도 효과가 있으며 만성 호흡기 질환에도 좋다. 여기에 비타민 C의 보고인 감잎 음료를 곁들이므로 피로에 지친 몸을 풀어 주고 체력을 강화해 주는 역할을 하며, 위장 기능을 강화하여 입맛을 잃기 쉬운 여름철에 좋고 혈압을 정상화시켜 준다. 뿐만 아니라 포도의 흡수효과와 감잎 음료의 성분이 숙취에 탁월한 효과가 있다.

수박 오미자 주스

* 신장 기능 강화

재료
수박 200g
오미자 음료 50ml
레몬즙 1작은 술
꿀 1큰 술

여름철에 가장 흔한 과일 중의 하나가 바로 수박일 것이다. 수박과 오미자를 이용한 주스로 날씬한 몸매를 만들어 보자.
　수박은 90% 이상이 수분이며, 오미자는 기관지를 튼튼하게 하고 신장의 기운을 돋우어 주는 역할을 한다.
　수박과 오미자가 만나 만들어 내는 오묘한 맛의 주스를 느껴보자.

만드는 법

❶ 수박은 씨를 제거하고 적당한 크기로 깍뚝썰기를 한다.
❷ 수박, 오미자 음료, 레몬즙, 꿀을 한꺼번에 넣고 믹서에 간다.
❸ 씨가 있으면 걸러내고 컵에 따른다.

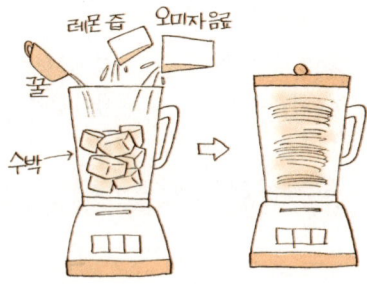

이럴 때 특히 좋아요

신장병 환자들은 증세에 따라 수박을 먹지 못하는 경우가 있다. 그것은 수박의 수분이 신장의 대사에 무리를 주기 때문이다. 따라서 중증이 아닌 경우 수박을 적절히 이용하면 신장 기능에 도움을 줄 수도 있다. 여름철 탈수예방이나 소변을 잘 보지 못하는 사람들에게는 특히 효과적이며 다이어트에 신경을 쓰는 사람들에게도 권하고 싶다. 오미자 역시 신장의 기능을 보해 주는 역할을 하기 때문에 방광염 등에 도움이 된다. 그러나 몸이 너무 냉한 사람은 피하는 것이 좋다.

복숭아 오미자 주스

* 해소천식, 폐결핵

복숭아는 칼륨이 많고 혈액순환을 도우므로 고혈압이나 심장병 환자에게 좋은 과일이다.

복숭아를 상복하면 얼굴색이 좋아질 뿐 아니라 겨울철에 먹으면 허약한 체질을 도와준다.

통조림으로 되어 있는 복숭아에는 비타민 A는 많지만 비타민 C는 상대적으로 많지 않으므로 오미자 음료를 첨가하여 부족한 비타민 C도 보충하면 건강에 좋은 주스가 된다.

재료
복숭아 2개
오미자 음료 100ml
꿀 3큰 술
설탕 2큰 술

만드는 법

❶ 복숭아는 씨와 껍질을 제거한 후 얇고 납작하게 썬다.
❷ 그릇에 얇게 썬 복숭아를 놓고 꿀을 뿌려 재운다.
❸ 재워진 복숭아를 오미자 음료, 설탕과 함께 넣고 믹서에 간다.

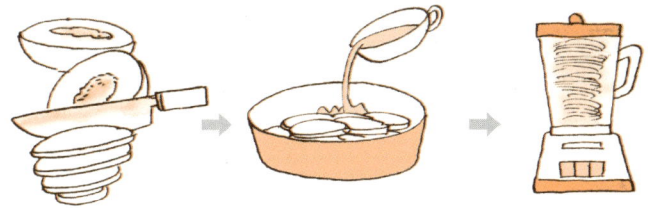

이럴 때 특히 좋아요

복숭아는 예부터 폐 기능을 강화시켜 주는 과실로 알려져 왔다. 때문에 폐결핵을 앓는 사람들에게 많이 먹도록 하였는데, 요즈음에는 담배의 니코틴을 해독시킨다고 알려져 흡연가들에게 매우 좋은 과일이다. 여기에 꿀과 오미자 음료를 첨가하면 폐 기능 강화는 물론 기침, 해소, 천식 등에도 효과가 좋으며 특히 공해에 노출된 외부에서 활동하는 사람들은 필수적인 음료라 하겠다.

당근결명자주스

* 눈의 피로

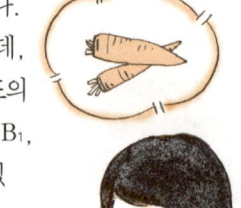

재료
당근 1개(당근이 너무 오래 되어서 말라 있으면 주스로는 적합하지 않으므로 햇당근을 쓴다)
결명자 음료 200ml
꿀 1큰 술

당근에는 카로틴이 많이 함유되어 있다. 카로틴은 프로비타민 A라고도 불리는데, 때문에 당근은 동물의 간과 맞먹을 정도의 효능을 가지고 있다. 이 외에도 비타민 B_1, B_2, C, 철분, 칼슘 등을 골고루 가지고 있어 식욕을 증진시키고 신경쇠약 등 스트레스를 많이 받는 사람에게 좋다. 결명자는 맛이 달고 간의 열을 없애며 눈의 통증을 완화시키고 눈물을 거두며 코피를 멎게 하는 효능을 가지고 있다.

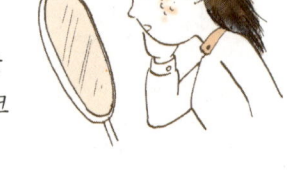

만드는 법

❶ 깨끗하게 손질한 당근은 섬유질이 많으므로 과즙기로 즙을 내는 것도 좋다. 이 경우 당근을 통째로 준비하지만 믹서에 갈 경우에는 적당한 크기로 썰어놓는다.
❷ 믹서에 당근과 결명자 음료를 함께 넣고 갈아 체에 거른 후 꿀을 넣어 낸다.

이럴 때 특히 좋아요

흔히 비타민 A가 부족하면 피부가 거칠어질 뿐만 아니라 저항력이 약해지기 때문에 청소년이나 여성들의 경우 여드름이 잘 나고 곪기도 잘하는데 당근은 참 좋은 식품이며 특히 변비가 있는 여성들에게 좋은 식품이다. 쉽게 피로하고 눈이 피로한 사람들이 당근 결명자 주스를 마시면 원기를 회복하고 몸 안의 독소를 배출하여 정신이 맑아진다. 다만 주스나 즙을 낼 때는 다른 재료와 함께 으깨면 효과가 감소하게 되므로 기본 음료만을 사용하는 것이 좋다.

생맥산

* 대표적인 한방 주스

여름철 대표적인 한방 음료가 있다. 피로하고 지치기 쉬운 여름철 갈증을 해소하고 원기를 회복시켜 주는 음료로 단연 생맥산을 꼽는다. 기를 더해주고 여름철 해소를 완화시켜 주며 노인들에게도 좋은 음료이다.

> **재료**
> 맥문동 2(비율)
> 인삼 2
> 오미자 1
> 기타(황기, 감초, 생황백)
> 꿀 1큰 술
> 레몬 1쪽

만드는 법

❶ 맥문동과 인삼, 오미자를 2 : 2 : 1의 비율로 하여 물을 붓고 달인다.
❷ 겨울철에는 따뜻하게 마시기도 하지만 시원하게 식힌다.
❸ 마실 때마다 꿀 1큰 술과 레몬을 가한다.

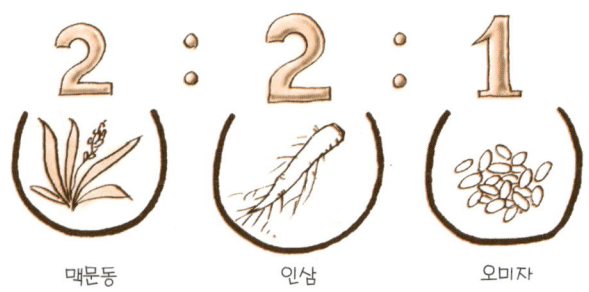

맥문동   인삼   오미자

이럴 때 특히 좋아요

생맥산은 두말할 필요 없는 건강 음료이며 차갑게 해서 마셔도 좋은 몇 안 되는 한방 음료이다. 건강과 갈증을 함께 잡는 음료이면서 황기와 감초를 오미자와 같은 양으로 가하면 기운이 더욱 샘솟을 것이다.

사과 산사 셰이크

※ 변비, 다이어트

재료
사과 1/2개
산사 음료 1/4컵
(50ml)
우유 1/2컵
(100ml)
달걀 노른자 1개
꿀 1큰 술

사과는 과일의 왕이라고 불릴 만큼 대중적이면서도 영양가가 뛰어나고 또 장 기능을 강화시킬 주는 과일로 유명하다. 뿐만 아니라 감기의 예방에도 좋으며 곡식을 먹지 않아도 사과만으로도 충분히 생명을 유지시킬 수 있을 만큼 기력을 돋워주고 혈액순환을 왕성하게 해준다.

만드는 법

1. 사과는 껍질을 벗기고 씨를 제거한 후 깍뚝썰기를 한다.
2. 산사 음료는 식히는 과정에서 살짝 얼려도 좋다.
3. 재료를 한꺼번에 갈아 따른다.
4. 데커레이션으로 체리를 올려도 좋다.

이럴 때 특히 좋아요

사과가 몸에 좋은 것은 더 이상 말하지 않아도 누구나 아는 사실이다. 사과는 성질이 따뜻하고 맛은 시면서도 달기 때문에 소화기관의 기능을 정상화시키고 보강하는 효과가 있다. 때문에 변비나 소화불량으로 고생하는 사람들에게 좋으며 특히 다이어트를 원하는 젊은 여성들에게는 식욕을 억제하는 효과가 있으므로 무조건 굶는 다이어트보다 사과를 이용하면 더욱 도움이 될 것이다.

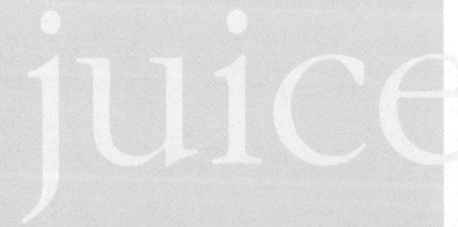

브로콜리 감 주스

* 감기

근래 여러 가지 다양한 야채를 이용한 녹즙이나 주스가 많은데 그 중에 단연 손꼽히는 야채가 바로 브로콜리이다. 브로콜리가 몸에 좋다는 사실은 이제 모두가 인정하고 있으며 음식을 조리하면서 장식을 겸하여 건강식으로 활용하는 사례가 많다. 송이부분뿐만 아니라 줄기부분에도 비타민, 미네랄, 섬유질 등이 들어 있는데 특히 비타민 C는 하루 3송이 정도가 1일 필요량을 보충할 만큼 풍부하다. 감과 기본 음료인 감잎에도 비타민 C의 함유량이 많아 성인들에게 매우 좋은 재료들이다.

재료
브로콜리 1송이
감 1/2개
감잎 음료 150ml
꿀 1큰 술

만드는 법

① 감은 껍질을 벗기고 씨를 제거한 후 작게 썬다.
② 브로콜리는 송이를 작게 나누어 소금을 조금 넣고 데친 후 식힌다.
③ 감잎 음료와 위의 재료들을 함께 넣고 믹서에 간다.
④ 어린이의 경우 꿀을 타도 좋지만 그냥 마셔도 좋다.

이럴 때 특히 좋아요

감과 브로콜리는 영양면에서 우수하기 때문에 피부미용에 효과적이며, 동맥경화를 예방한다. 일상에서 스트레스를 많이 받는 사람이나 담배를 많이 피우는 사람, 그리고 평소에 감기에 잘 걸리는 사람에게 매우 좋은 음료이다. 뿐만 아니라 여성들에게 매우 좋은 효과가 있는데 이는 생리에서 오는 철 결핍성 빈혈을 예방해 주기 때문이다. 여름철뿐만 아니라 겨울철에 마셔도 좋은 음료이다.

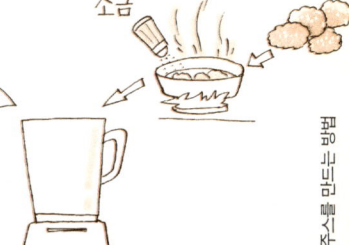

토마토 복령주스

* 이뇨작용, 심장 강화

재료
토마토 1개
복령 20g
복령음료 100ml
꿀 1큰 술

아직도 토마토를 과일로 잘못 알고 있는 사람들이 꽤 많다는 사실에 놀라지 않을 수 없다. 그러나 토마토가 과일이냐 채소냐가 중요한 게 아니라 토마토가 여름철 음식으로 우리 몸에 좋다는 사실이다. 토마토는 성질이 어느 한쪽으로 치우치지 않아 누구나 먹어도 괜찮은 음식이다. 단, 한 가지 속이 찬 사람이 먹으면 자칫 설사를 할 염려가 있는데 이 때도 익혀서 먹으면 괜찮다. 여기에 신령스런 약이라 불리는 복령을 함께 하여 여름철 건강을 지키는 음료를 만들어 보자.

만드는 법

❶ 토마토는 꼭지를 따고 적당한 크기로 썬다.
❷ 마른 복령은 복령 음료에 넣어 불리거나 음료를 만들고 난 복령건더기를 사용해도 된다.
❸ 재료를 함께 믹서에 넣고 한 번 간 후, 꿀을 넣고 다시 곱게 간다.

이럴 때 특히 좋아요

토마토는 소화작용을 촉진시키고 위장을 좋게 한다. 따라서 식욕을 돋우고 갈증을 해소하기 때문에 여름철에 어울리는 음식이다.
복령은 옛날부터 선인들의 음식으로 불릴 만큼 신령스러운 약이었다. 폐에 작용하기 때문에 토마토와 함께 기관지를 튼튼하게 해주고 방광을 좋게 하므로 이뇨작용을 돕고 위장에 작용하여 구토와 설사를 멎게 한다. 뿐만 아니라 심장 기능을 좋게 하여 가슴이 두근거리는 증상을 가라앉힌다.

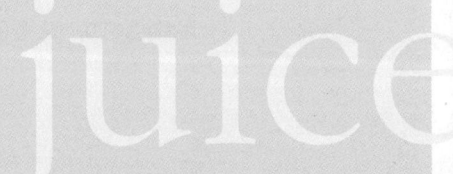

오이 진피 주스

* 피부미용, 소화 기능

오이는 가장 쉽게 구할 수 있을 뿐만 아니라 신선한 맛이 가장 뛰어난 식품이다. 수분함유가 95% 정도에 달하고 비타민 A, B_1, B_2, C, 갈락토오스, 루틴, 포도당 등을 함유하고 있다.

평소 반찬으로 이용하기도 하고 갈증을 해소하는 대용 음료의 역할은 물론 피부미용에도 효과가 있어 남녀노소 모두가 좋아한다.

진피는 맛이 달고 성질이 따뜻하며 기를 순화하는 효과를 가지고 있다. 비위를 보하고 폐에도 작용한다.

재료
오이 50g
진피 20g
사과 30g

만드는 법

❶ 진피는 1ℓ의 물로 달여 깨끗하게 걸러 식혀둔다.
❷ 오이는 적당한 크기로 자른다.
❸ 사과는 껍질을 벗기고 적당한 크기로 자른다.
❹ 오이와 사과를 함께 한 번 갈고 나서 진피 음료를 붓고 다시 한 번 간다.
❺ 건더기가 없도록 걸러서 컵에 담는다.

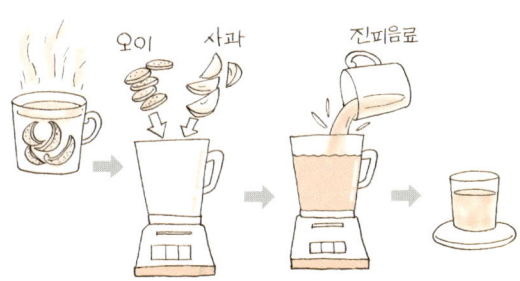

이럴 때 특히 좋아요

오이는 다량의 칼륨을 함유하고 있어서 체내의 염분이나 노폐물을 배출하는 효능이 있어 신장병 질환자들에게 좋은 식품이다. 뿐만 아니라 천연토코페롤 성분이 피부를 아름답게 해준다. 화상이나 땀띠, 종기 등에도 직접 즙을 내어 바르면 좋다. 사과는 대장 기능을 좋게 하여 독소를 제거하고 진피 역시 비위를 조절하며 소화 기능을 도와주므로 피부 트러블로 고민하는 여성들에게 매우 좋은 음료이다.

감칙주스

* 숙취해소

재료
감 1개
당근 100g
칡 음료 100ml
레몬 1쪽

감은 맛이 달고 성질은 차가운 편이다. 떫은 맛을 내는 타닌 성분은 우리 체내에서 지혈작용을 하기 때문에 토혈이나 뇌출혈 환자에게 좋으며 설사를 멎게 한다.

칡 또한 체내의 뭉쳐진 열을 풀어 주고 감기에 효과가 있으며 진정작용을 한다. 또 주독을 풀어 주며 신진대사를 원활하게 한다.

만드는 법

❶ 칡 음료는 미리 끓여 맑게 식혀둔다(너무 탁하지 않도록 주의한다).
❷ 감은 껍질을 벗기고 씨를 제거한다.
❸ 당근은 깨끗이 다듬어 적당한 크기로 썰어 놓는다.
❹ 위의 재료를 함께 넣고 간다.
❺ 레몬을 얇게 썰어 곁들인다.

이럴 때 특히 좋아요

감은 임금님의 주안상에 빠지지 않는 안주였다.
감은 고혈압과 심장병 그리고 동맥경화증의 예방은 물론 주독을 푸는 데도 매우 좋다.
칡은 고혈압, 중풍, 변비, 당뇨, 설사, 이질 등에 효과가 있으며 여기에 녹황색채소인 당근을 함께 하여 음주 후에 마시면 매우 좋은 해장 음료이다.

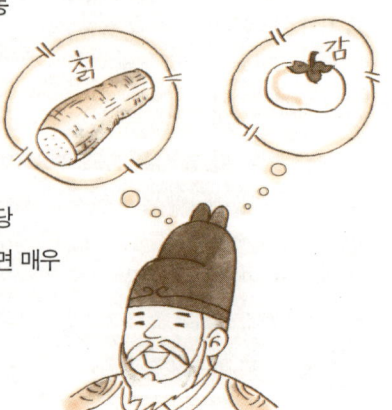

딸기 모과 화채

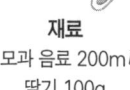

* 감기예방, 피로회복

초여름의 과일인 딸기와 겨울을 대표하는 모과가 만나 피로회복과 함께 겨울철 감기예방과 기관지 보호에 효과가 있어 공해가 심한 환경에서 생활하고 있는 현대인들에게 매우 좋은 음료이다. 특히 딸기는 음료로서, 또한 잼이나 과자 등에 다양한 용도로 쓰이며 모과는 직접 먹을 수는 없지만 한방에서도 약재로 쓰일 만큼 그 효과가 뛰어나므로 기능성 음료로 손색이 없다고 할 것이다.

재료
모과 음료 200ml
딸기 100g
꿀 1큰 술
잣 1작은 술

만드는 법

❶ 모과 음료는 미리 만들어 꿀을 넣어 단맛이 충분히 나도록 한다.
❷ 딸기는 깨끗이 씻어 적당한 크기로 썰어둔다.
❸ 미리 준비한 음료와 딸기를 넣고 갈아 그릇에 담는다.
❹ 잣 몇 알을 띄워 낸다.

이럴 때 특히 좋아요

비타민의 보고로 일컬어지는 딸기는 비타민 C를 귤보다도 30% 이상 많이 함유하고 있다. 비타민 C는 체내의 각종 호르몬을 조절하는 부신피질의 기능을 활발하게 하기 때문에 체력증진은 물론 감기를 예방하고 피로회복에 매우 좋으며, 해독 기능도 하는 것으로 알려져 있다. 모과 역시 기관지를 보호할 뿐 아니라 관절과 힘줄을 튼튼하게 하며 소화 기능을 원활하게 한다.
따라서 여름철 입맛을 잃거나 소화가 잘 안 되어 기력이 떨어지는 사람들에게 매우 좋은 음료이다.

당근 셀러리 주스

❋ 스태미나 증강

재료
당근 100g
셀러리 50g
대추 음료 100ml
꿀 1큰 술

당근과 셀러리는 보완이 잘되는 식품이다. 그리고 대추 음료는 셀러리의 효과를 더욱 증진시키므로 현대인들에게 좋은 음료이다.

당근은 체내에서 비타민 A로 변환되는 카로틴이 다량 함유되어 있으며 셀러리에는 비타민 B_1, B_2가 많으며 대추는 철분과 칼슘 그리고 비타민 C가 함유되어 있어 서로 부족한 부분의 조화가 이상적이다.

만드는 법

❶ 당근은 깨끗하게 다듬어 약 2cm 정도의 크기로 썬다.
❷ 셀러리 역시 적당한 크기로 썰어 함께 간다.
❸ 대추 음료를 붓고 다시 갈아 건더기 없이 거른다. 어린이들이 먹는 경우 꿀을 넣고 혼합한다.

이럴 때 특히 좋아요

당근은 인삼을 대신할 만큼 영양가가 높다. 시력을 보호하며 변비나 피부에도 좋은 식품이다. 셀러리에는 뇌신경을 촉진시키는 효능이 있으며 피로회복이나 스태미나 증강에 좋다.
대추는 위의 기능을 좋게 하며 신경쇠약, 식욕부진, 빈혈, 여성 냉증 등에도 효과가 있어 직장생활을 하며 스트레스를 많이 받는 여성들에게 특히 좋고 두뇌활성화로 수험생들에게도 효과가 좋은 음료이다.

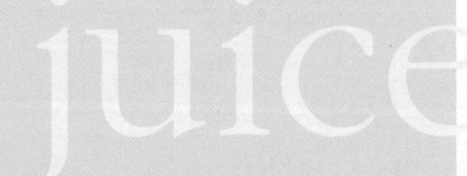

복숭아 대추 주스

* 안정, 피로회복

대추는 강장효과가 있는가 하면 원기회복과 이뇨작용도 한다. 뿐만 아니라 대추의 가장 큰 작용은 신경쇠약 등에 작용하는 안정효과라고 할 수 있다.

대추의 성질은 약간 따뜻하며 맛은 달고 독이 없어 오랫동안 먹어도 좋다. 또한 위를 보할 뿐 아니라 위의 기운을 편안하게 하여 위가 건강해지는 것은 물론 정신까지 편안하게 해준다. 그 외에도 피부 노화방지 성분이 있다. 복숭아의 탄수화물, 포도당, 과당, 말산 등 외에 칼륨성분은 혈압을 낮춰주는 작용까지 한다.

재료
복숭아 1개
대추 음료 200ml
귤 1/2개
꿀 1큰술

만드는 법

❶ 복숭아는 껍질을 벗기고 씨를 제거한다.
❷ 귤 역시 깨끗하게 다듬고 가로로 반절씩 자른다.
❸ 복숭아에 대추 음료를 넣고 함께 갈아준 후 귤을 넣고 다시 간다.
❹ 꿀은 맛을 보아가며 들어가는 양을 조절한다.

이럴 때 특히 좋아요

대추의 안정 성분과 복숭아의 혈압강하작용, 귤의 각종 영양소가 어울려 정신을 안정시키고 마음을 편하게 하며 숙면을 유도한다.
불면증으로 시달리는 사람들에게 특별히 권하고 싶은 음료로서 겨울철에는 따뜻하게 하여 마셔도 좋다. 이 때는 대추 음료를 좀더 진하게 달여도 좋고 양을 좀 더 늘려도 좋다.

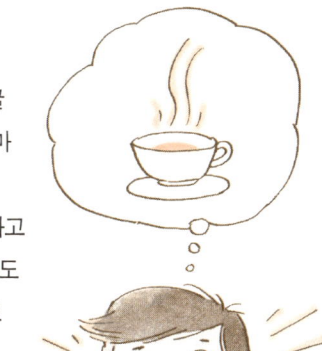

포도 연자육 주스

* 수험생의 집중력 향상

재료
포도 100g
연자육 음료 150ml
연자육 20g
아스파라거스 20g
꿀 1큰 술

포도의 구연산과 과육 과당은 기력을 회복시키는 효과가 있다. 그리고 연자육은 강장뿐 아니라 심장의 기운을 맑게 하고 불면증과 가슴 두근거림 등에 효과가 있다. 따라서 기력이 딸리고 심신이 피로하여 정신이 산만한 경우 휴식과 함께 권할 만하다.
여름철에 가장 구하기 쉬운 포도와 연자육을 이용하여 주스를 만들어 보자.

만드는 법

❶ 포도는 씨와 껍질을 제거한다.
❷ 연자육은 핵을 제거하고 껍질을 벗겨 볶은 후 곱게 갈아 놓는다.
❸ 연자육 가루와 포도를 함께 넣고 간다.
❹ 연자육 음료와 아스파라거스를 함께 넣고 간다.
❺ 꿀을 넣고 다시 한 번 간다.

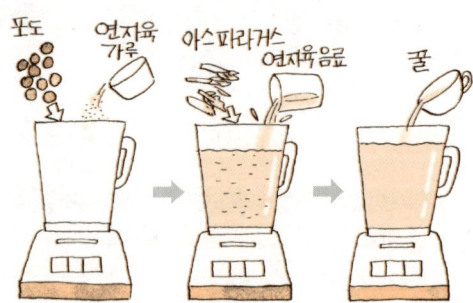

이럴 때 특히 좋아요

포도의 효능과 연자육의 효능에 아스파라긴산이 풍부한 아스파라거스를 함께 사용하므로 기력보강은 물론 심신의 안정을 꾀할 수 있어 스트레스를 많이 받는 연구직 사람들이나 수험생들이 복용하면 기력의 회복과 함께 마음이 편안해지며 집중력을 높일 수 있어 매우 좋은 음료이다.

복숭아 백편두 주스

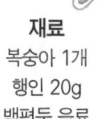

＊ 피부미용

백편두는 소화기계통에 매우 좋으며 위장 장애를 개선해 주어 여성들에게 매우 좋다.

복숭아 역시 여성들에게 좋은 과일인데 대개의 과일이 차가운 성질을 가지고 있는데 반해 복숭아는 따뜻한 성질을 가진 과일이다. 여기에 행인(살구씨)은 기관지에 작용하는 한편 예로부터 피부미용에 외용으로 사용하기도 하였다.

> **재료**
> 복숭아 1개
> 행인 20g
> 백편두 음료 150ml
> 시럽 1큰 술

만드는 법

❶ 복숭아는 씨와 껍질을 제거하고 적당한 크기로 썬다.
❷ 행인은 곱게 갈아 둔다.
❸ 백편두를 달인 음료에 복숭아와 행인 그리고 시럽을 함께 넣고 간다.

이럴 때 특히 좋아요

여성들의 소망은 무엇보다 아름다운 피부를 가지는 것이다.
복숭아는 한문으로 도(桃)라고 표현한다. 그런데 아름다움을 말하거나 성적인 표현에 꼭 복숭아 도(桃)자를 쓰는 이유는 복숭아가 아름다움을 상징하기 때문이다. 여기에 예로부터 여성들의 피부를 지켜온 살구씨를 함께 사용하여 피부를 아름답게 하고 백편두의 소화 기능 개선효과로 체내의 독소를 배출하여 신진대사를 원활하게 하므로 피부미용에 좋은 음료이다.
물론 살구가루로 팩을 해도 좋다.

당귀 복숭아 주스

* 여성 냉증, 심장질환

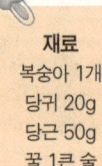

재료
복숭아 1개
당귀 20g
당근 50g
꿀 1큰 술

당귀는 그 이름부터 여성들을 위한 약이라 할 수 있다. 그리고 복숭아 역시 여성들에게 좋은 과일이다. 여기에 혈액순환을 도와주는 당근을 가미하여 여성들만을 위한 음료를 만들어보자. 당귀는 성질이 따뜻하고 피를 만들어 준다. 따라서 심장을 보하며 혈액순환을 도와준다.

만드는 법

❶ 복숭아는 껍질과 씨를 제거하여 적당한 크기로 썬다.
❷ 당근 역시 깨끗이 손질한 후 적당한 크기로 썬다.
❸ 당귀는 깨끗이 하여 약 300ml 의 물을 붓고 그 양이 1/3양이 되도록 달인 후 식힌다.
❹ 복숭아와 당근에 당귀를 달여 식힌 음료를 붓고 한 번 갈아준다.
❺ 꿀을 넣고 다시 곱게 간다.

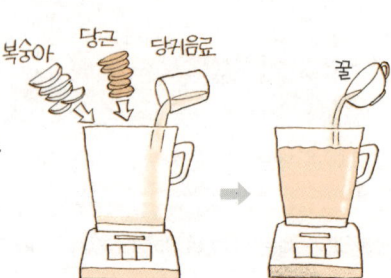

이럴 때 특히 좋아요

복숭아는 여성의 몸을 따뜻하게 해준다. 그리고 당근은 혈액순환을 원활하게 하여 혈액순환을 개선해 준다. 당귀는 여성들에게 부족해지기 쉬운 혈을 보해 주고 심장을 도와 몸을 따뜻하게 해준다. 따라서 냉증으로 고생하는 여성들에게는 매우 좋은 음료이다. 다만 당귀의 아린 맛에 유의하여 꿀을 적당량 가미해 준다.

산수유 수박 주스

*신장 기능 강화, 이뇨작용

수박은 대개 90% 이상의 수분과 당질로 형성되어 있으며 열량이 매우 낮기 때문에 아무리 먹어도 살이 찌지 않는다고 알려져 있다. 산수유는 성질이 따뜻하고 신장 기능이 허한 것을 다스린다.

따라서 수박과 산수유로 만든 음료는 찬 것과 따뜻한 것이 서로 만나 중화되고 신장 기능을 보완하는 기능을 하게 되는 것이다.

재료
수박 200g
산수유 음료 50ml

만드는 법

❶ 수박은 씨를 제거하고 적당한 크기로 썬다.
❷ 산수유 음료와 수박을 함께 넣고 간다.
❸ 이때 소금을 약간 가미하면 색다른 맛이 되기도 하지만 짜지 않게 해야 한다.

이럴 때 특히 좋아요

산수유는 신장 기능이 허함을 보해 준다. 무릎과 허리를 따뜻하게 하며 정을 단단하게 해준다. 수박은 시트룰린 아미노산을 함유하고 있어 이뇨작용을 도와준다.
따라서 신장의 기능이 약하여 소변을 제대로 보지 못하며 체내 수분대사가 제대로 이루어지지 않을 경우 효과가 있다. 하지만 몸이 지나치게 냉하거나 설사를 자주 하는 경우에는 수박의 양을 줄이고 산수유를 좀 더 진하게 달여 사용하는 것이 좋다.

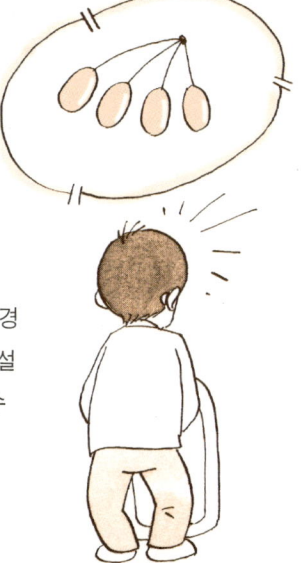

바나나 복분자 주스

❋ 체력 증강

재료
적당한 크기의
바나나 2개
복분자 30g
황기 음료 100ml
두유 150ml

바나나는 열대과일이면서도 대표적인 자양식이다. 열대지방에서는 기운을 돋우어 주는 열매로 통한다. 뿐만 아니라 남성들에게는 정력을 키워 주는 열매로도 알려졌다고 한다.

복분자 역시 대표적인 자양강장 정력제로 알려졌다. 이들을 이용한 건강 음료를 만들어 보자.

만드는 법

❶ 바나나는 껍질을 벗긴 후 적당한 크기로 자른다.
❷ 복분자는 깨끗이 씻어 물기를 완전히 뺀다.
❸ 두 가지 재료에 황기 음료와 두유를 넣고 함께 간다.

이럴 때 특히 좋아요

바나나는 수분이 적고 당질이 높으며 영양가가 매우 높은 과일이다. 평소 위장장애가 있는 사람에게도 좋을 만큼 위에 부담이 없어 어린 아기들이 먹어도 좋은 영양식이다. 또한 정상혈압을 유지시켜 주는 칼륨성분이 많아 고혈압 등으로 고생하는 성인들에게도 좋은 과일이다. 복분자는 이름처럼 요강동이를 뒤집을 만큼 힘을 더해 주는 과일이며 여기에 두유와 황기 음료를 첨가하면 영양소가 매우 풍부하고 효과 좋은 음료가 된다. 또한 피로에 지쳤거나 병중 병후에도 좋은 음료이다. 따라서 기력을 회복하거나 체력을 유지시키는 좋은 음료이다.

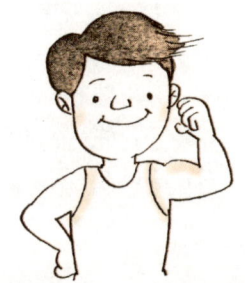

복숭아 산사 주스

※ 냉·대하, 피부미용

여성의 아름다움은 피부로 나타나지만 그러기 위해서는 무엇보다 체내의 신진대사가 원활해야 한다. 여성의 신진대사를 저해하는 가장 큰 요소가 바로 냉증이다. 복숭아는 바로 그 여성의 냉증을 해소한다. 산사육 역시 소화기계통에 작용하며 위장 기능을 개선해 주고 혈액순환을 도와준다.

재료
복숭아 큰 것 1개
산사 3개
산사육 음료 50ml
우유 100ml

만드는 법

1. 복숭아는 씨와 껍질을 제거하고 적당한 크기로 썬다.
2. 산사는 반씩 갈라 씨와 꼭지를 제거하고 적당한 크기로 자른다.
3. 산사육 음료는 미리 진하게 달여 식혀 놓는다.
4. 복숭아와 산사에 산사육 음료를 넣고 함께 간다.
5. 곱게 갈아진 재료에 우유를 넣고 한 번 더 간다.

이럴 때 특히 좋아요

아름답고 탄력이 있는 피부와 건강을 가지고 싶은 것은 모든 여성들의 열망일 것이다. 일단 피부를 아름답게 하기 위해서는 피부 자체의 청결과 영양도 중요하지만 체내에서 신진대사가 제대로 이루어져야 한다. 따라서 변비가 있다든가 소변이 자유롭지 못하면 체내의 독소가 배출되지 못하여 피부가 윤기를 잃고 탄력이 없어지며 색깔도 투명하지 못하다. 따라서 변비에 효과가 있고 이뇨작용을 도와주는 복숭아 산사 주스로 시원하고 상쾌한 하루를 시작해보는 것은 어떨까?

키위 산사 주스

※ 고혈압

재료
키위 1개
산사육 20g
산사육 음료 200ml
꿀 1큰 술

요즈음 즐겨 먹는 과일 중의 하나가 바로 키위다. 한방에서 키위는 양도라고 부르며 성질이 차기 때문에 갈증을 멎게 하고 맛은 시고 달며 독이 없다고 하였다. 키위에는 나트륨 성분은 적은 반면 칼륨 성분이 많기 때문에 소금을 과다하게 섭취하거나 짜게 먹는 우리 나라 사람들에게 좋은 과일이다. 따라서 고혈압에도 좋은 과일이며 산사육 역시 혈액순환을 돕고 소화에 좋은 약재이다.

만드는 법

1. 키위는 껍질을 벗기고 적당한 크기로 썬다
2. 산사육은 씨를 제거하고 꼭지부분을 도려 낸다.
3. 산사육을 달인 음료와 준비된 재료를 함께 넣고 간다.
4. 신맛이 강하기 때문에 꿀을 넣는다. 이 때 다시 한 번 믹서에 간다.

이럴 때 특히 좋아요

키위와 산사육은 서로 신맛이 강하기 때문에 소화효소 분비를 촉진시킨다. 혈액순환을 도와주어 고혈압에도 좋고 단백질 분해효소인 프로타아제가 들어 있으며 위의 열기를 식혀 주어 가슴이 답답한 증상을 없애 준다. 키위나 산사육 모두 고기를 연하게 하는 연육제로써 강력한 작용을 하기 때문에 고기를 조리할 때 사용하기도 하지만 고기를 먹은 후 또는 고기를 먹고 체했을 때 좋은 효과가 있다. 고혈압 또는 소화불량에 좋은 음료이므로 육식을 하고 난 후 디저트로 가장 좋은 음료라 할 수 있다.

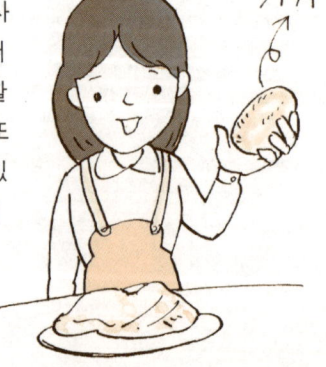
키위

바나나 두충 주스

* 정력증강

열대지역에서는 바나나를 정력과일이라고 한다. 그만큼 영양가가 높기 때문이며 활동성이 강한 사람들이나 스포츠를 즐기는 이들에게 적당한 영양공급원이다. 정력의 근원은 허리에서 나온다. 두충은 허리와 관절에 좋으며 무릎의 통증에도 효과가 있다. 따라서 두충의 효능과 바나나의 영양가가 함께 하여 힘을 주는 주스로 다시 탄생하게 된다.

재료
바나나 큰 것 1개
우유(저지방) 100ml
두충 음료 100ml
꿀 1큰 술

만드는 법

❶ 바나나는 껍질을 벗기고 적당한 크기로 자른다.
❷ 저지방 우유와 두충 음료를 함께 넣고 잘 섞는다.
❸ 바나나와 ❷의 음료를 넣고 함께 간다.
❹ 준비한 꿀을 넣은 후 다시 한 번 간다.

이럴 때 특히 좋아요

두충은 허리와 무릎 등 관절에도 효과가 좋지만 간과 신장을 보해 주는 효과가 있어 남성의 정을 견고하게 해주기 때문에 정력제로도 사용된다.
바나나의 영양가는 여러 번 이야기하지만 식사대용으로 먹어도 될 정도이다. 따라서 영양과 정기를 한꺼번에 받아들일 수 있어 체력소모가 많은 운동선수나 병후 회복을 위한 환자들의 영양식 그리고 육체적 활동이 많은 사람들에게 좋으며 성장기의 어린이들에게도 권할 만한 음료이다.

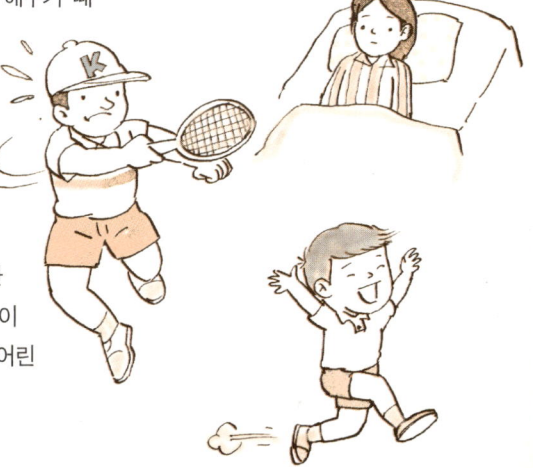

배 산약 주스

* 기관지염, 폐

재료
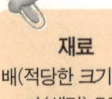
배(적당한 크기) 1개
마(생것) 50g
산약 음료 150ml
얼음설탕 30g
꿀 약간

산약이라면 일반적으로 마를 한약명으로 부르는 것이다. 일본에서는 아내가 아침·저녁으로 마를 갈아서 남편에게 바치면 부부관계가 좋아진다고 하여 은근한 요구의 표시로 마즙이나 갈은 마를 준다고 한다.

산약은 맛이 달고 성질은 온하여 신장의 기운을 돕고 비위를 좋게 하여 몸을 보해 준다. 배는 우리가 흔히 먹는 과일로 주독을 풀어 주고 해수기침을 멈추게 하는 등 기관지에도 효과가 있다.

만드는 법

❶ 배는 껍질을 벗기고 속의 씨방인 신 부분을 도려 내어 적당한 크기로 썬다.
❷ 산약은 미리 갈아도 좋으며 아니면 껍질을 벗겨 적당한 크기로 썬다.
❸ 위의 재료에 산약 달인 음료를 넣고 함께 간다.
❹ 얼음설탕을 넣고 다시 한 번 간다. 이 때 얼음설탕은 잘게 부수어 사용한다.
❺ 기호에 따라 꿀을 가미해서 마신다.

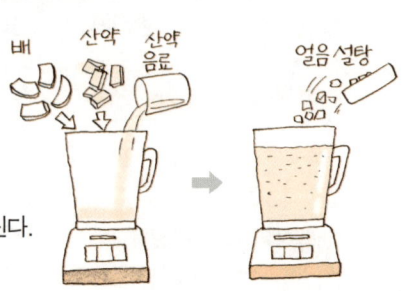

이럴 때 특히 좋아요

산약은 정력에 좋으며 보중(補中)하는 효과가 있어 속을 편하게 해준다. 여기에 배는 해수를 멈추게 할 뿐 아니라 갈증을 해소하고 기관지가 약해서 걸리는 감기의 초기 증상에도 좋다. 중국에서는 천식 치료제로 쓰이기도 하고 열성 감기나 기관지가 약한 사람에게는 배의 효능과 산약의 보조효과로 속을 편하게 하며 목이 불편한 사람들에게 좋다.

모과 배 주스

* 기관지 보호, 가래 제거

못생겼으면서도 효과가 좋은 과일이 바로 모과이다. 한약재로 사용할 경우 썰어서 말려 두었다가 사용한다. 모과는 생것으로 먹기는 어렵지만 얇게 썰어 청을 만들면 차로 마시면서 과육을 먹기도 한다. 따라서 모과는 곱게 갈아 음료로 만들 수도 있고, 미리 청을 만들어 두었다가 사용하기도 한다.

재료
모과(또는 모과청) 50g
배 1개
모과 음료 100ml
꿀 1큰 술

만드는 법

1. 모과는 씨를 제거하고 껍질을 벗겨 적당한 크기로 썬다.
2. 배 역시 껍질과 씨방을 제거하고 적당한 크기로 자른다.
3. 모과청 또는 준비한 모과와 배를 함께 넣고 한 번 간다.
4. 모과 음료를 넣고 다시 한 번 간 후 꿀을 넣고 한 번 섞어준다.

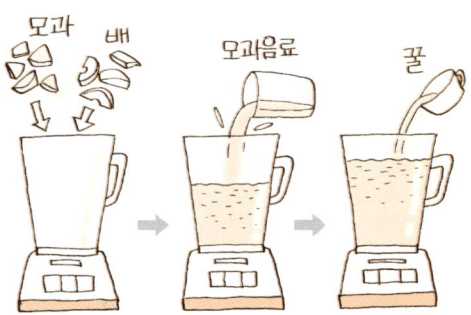

이럴 때 특히 좋아요

모과는 당분이 많지 않은 과일이다. 따라서 배의 당도가 높지 않다면 반드시 꿀이나 설탕을 가미해야 한다. 또한 모과는 칼슘, 칼륨, 철분 등 무기질이 풍부한 알칼리성 과일이다. 소화효소 분비를 도와주고 신진대사를 원활하게 해주며 주독을 풀고 가래를 삭혀주는 효과가 있을 뿐 아니라 관절에도 효과가 있다. 속이 메슥거리고 구토를 할 것 같은 증상에도 효과가 있으며 설사를 멎게 하는 효능도 있고 소화기를 튼튼하게 해준다. 따라서 배와 함께 하면 속이 편안해지고 가래를 없애주며 기관지 보호에도 효과가 있어 환절기에 좋은 음료이다.

산사 포도 주스

* 이뇨작용

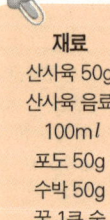

재료
산사육 50g
산사육 음료 100ml
포도 50g
수박 50g
꿀 1큰 술

포도의 효능에 대해서는 많이 언급이 되어 있다. 간혹 소변을 제대로 볼 수 없는 경우 이뇨작용을 도와주는 음료가 필요하다. 하지만 무조건 이뇨에만 역점을 두어 약을 쓰면 자칫 탈수현상을 불러와 기진할 수도 있어 영양을 보충시켜 주며 소화기의 대사를 바로잡아 주는 것이 중요하다.

만드는 법

❶ 산사육은 과육부분만을 골라낸다(생산사육을 구할 수 없으면 건재산사육으로 음료를 만들어 사용한다).
❷ 포도는 껍질과 씨를 제거한다.
❸ 수박 역시 껍질과 씨를 제거하고 깍뚝썰기를 해 둔다.
❹ 한꺼번에 재료를 넣고 산사육 음료와 함께 간다.
❺ 신맛이 강하면 꿀을 가미한다.

이럴 때 특히 좋아요

산사육은 소화기계통에 효과가 높은 약재이며 고기를 먹고 체했거나 음식을 먹고 체했을 때 이를 해소해 주는 효과가 있다. 뿐만 아니라 속이 더부룩하거나 메스꺼울 때 먹으면 좋다. 여기에 영양가 높은 포도로 기력을 보충해 주며 수박을 넣어 소화와 이뇨를 도와주는 것이다. 신경을 쓰면 소변을 잘 못 보는 사람들에게 특히 좋으므로 다이어트를 하는 사람들에게 효과가 있는 주스이다.

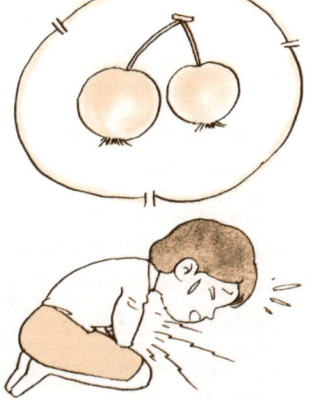

백편두 토마토 주스

* 숙취해소

애주가들의 가장 큰 고민은 숙취이다. 때문에 술을 가려 마시기도 하고 여러 가지 해장음식을 찾기도 하는데 아무래도 과음을 하고 나면 속이 아픈 것도 아픈 것이지만 온종일 머리 위로 몰려 오는 숙취 때문에 기분이 언짢아지게 마련이다.

사실 이런 숙취에는 긴 시간 숙면을 취하면서 해소하는 것이 가장 좋은 방법이지만 그렇다고 온종일 잠만 잘 수도 없기 때문에 음료에서 그 해법을 찾아야 할 것이다.

재료
백편두 50g
토마토 큰 것 1개
아스파라거스 20g
백편두 음료 150ml
꿀 1큰 술

만드는 법

❶ 백편두는 달여서 음료로 받아 식히며 건져낸 백편두는 마르지 않게 한다.
❷ 토마토는 꼭지를 따서 적당한 크기로 썬다.
❸ 아스파라거스는 깨끗이 씻어 적당한 크기로 자른다.
❹ 위의 재료를 한꺼번에 넣고 간 후 백편두 음료를 넣고 다시 한 번 간다.
❺ 꿀을 넣고 다시 한 번 섞어준다.

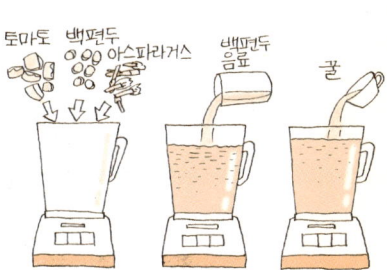

이럴 때 특히 좋아요

백편두는 주독을 해소하고 위장장애를 개선한다. 설사와 이질 등에도 효과가 있으며 여성들의 경우 대하증에도 효과가 있는데 콩이기 때문에 영양가도 높다. 아스파라거스는 세포의 기능을 활성화시켜 주며 비타민 C가 풍부한 식품이다. 토마토 역시 위장 기능을 개선하고 갈증을 해소해 주는 효과가 있다.

음주로 인하여 흐트러진 몸을 바로잡아 주고 신진대사와 소화 기능을 정상상태로 돌리면서 알코올을 분해하여 주독을 풀어 주므로 애주가들에게 좋은 주스이다.

도인 포도 주스

* 피부미용

재료
도인 50g(음료를 내고 남은 것을 이용)
도인 음료 100ml
포도 100g
당근 20g
꿀 1큰 술

복숭아는 미녀를 지칭하는 말로도 통한다.
포도 역시 여성들의 건강과 영양에 매우 좋은 과일이다. 요즈음은 다이어트나 몸매 가꾸기도 영양관리를 해가면서 실시하는 사람들이 많아졌다.
무조건 굶으면서 다이어트를 하면 몸무게는 줄일 수 있겠지만 피부를 망가뜨리기 쉽다. 따라서 피부가 아름다운 여성이 되기 위해 음료 하나도 까다롭게 선택하자.

만드는 법

❶ 도인은 껍질을 제거하고 음료를 만들고 난 후 익은 것을 사용해도 상관없다.
❷ 포도는 씨와 껍질을 제거한다.
❸ 당근은 깨끗하게 손질하여 적당한 크기로 자른다.
❹ 위의 재료를 한꺼번에 넣고 도인 음료와 함께 간다.
❺ 꿀을 가미한다.

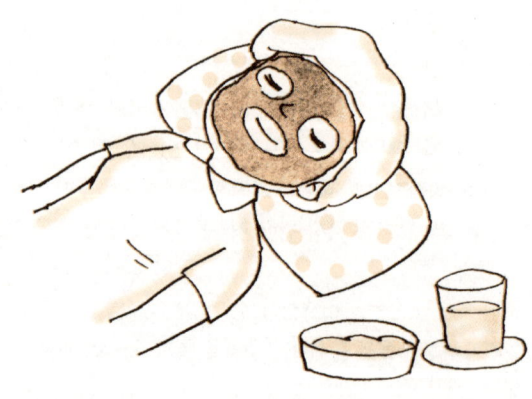

이럴 때 특히 좋아요

계절이 바뀔 때면 특히 피부 트러블로 고민하는 여성들이 많다. 피부가 부석부석하고 좋지 않으면 스트레스를 받게 되고 이와 함께 변비 등 여러 가지 부작용이 있을 수도 있다. 영양크림을 바르는 것도 좋지만 도인 주스를 마시고 팩을 병행하면 피부미용에 도움이 된다.

도인은 음료를 내고 익은 것을 사용해도 되지만 팩을 할 경우에는 생것을 갈아서 사용한다. 백도 복숭아 같은 뽀얀 피부를 원한다면 오늘 당장 도인을 이용한 음료와 마스크팩을 해 보는 것이 좋을 것이다.

도인 손질법

도인은 복숭아씨를 말하는 것이며 건재약국에서 구할 수 있다. 껍질이 벗겨진 것을 구입할 경우 그냥 물에 불려서 사용하면 되지만 그렇지 않을 경우 찬물에 하루 정도 담가 두었다가 껍질을 벗긴다.

껍질을 벗긴 도인은 종이 위에 펴 널어 말려서 보관해야 한다. 물론 물에 불린 도인을 바로 사용하여도 좋고 마른 상태에서는 잘 갈리지 않으므로 그때 그때 적당히 불려서 사용한다.

브로콜리 산사 주스

* 동맥경화 예방

재료
브로콜리 50g
산사육 50g
사과 1/2개
감잎 음료 200ml
꿀 1큰 술

요즈음은 식음료 재료가 매우 다양해졌다는 것을 시장에 나가보면 금방 알 수 있다. 과거에는 만들어 먹어보고 싶어도 재료가 없어 전문식당을 찾는 경우가 많았는데 요즈음은 일부러 백화점 식품매장이나 전문식당을 찾지 않아도 가까운 동네 슈퍼마켓에서 웬만한 재료는 모두 구할 수 있을 정도로 편리해졌다. 브로콜리 역시 그런 재료 중의 하나이다. 이전에는 그저 서양 요리의 장식품 정도로 생각한 경우가 많았는데 요즘은 풍부한 영양가가 확인되면서 주재료로 자리를 차지하게 되었다. 생즙이나 주스의 재료로써 많이 사용된다.

만드는 법

❶ 산사육은 씨를 제거하고 살짝 데쳐 껍질을 벗긴다.
❷ 브로콜리는 작게 나누어 살짝 데친다.
❸ 사과는 씨와 껍질을 제거하고 적당한 크기로 썬다.
❹ 모든 재료를 믹서에 넣고 감잎 음료를 넣어 함께 간다.
❺ 꿀을 넣고 다시 한 번 간다.

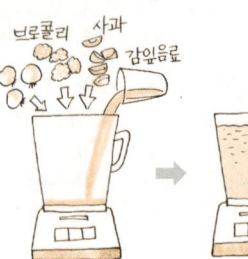

이럴 때 특히 좋아요

브로콜리는 비타민과 미네랄이 풍부한 식품이다. 특히 비타민 C가 많고 베타카로틴이 암을 예방하는 효과까지 가지고 있다.
산사육 역시 혈액순환을 돕고 혈액을 맑게 해주는 기능이 있으며 감잎을 달인 음료 역시 비타민 C를 풍부하게 함유하고 있어 빈혈, 심계항진 등에 효과가 좋다. 따라서 평소 음용하면 동맥경화를 예방하고 혈관계 질환 개선에 효과가 있다.

감잎 양배추 주스

* 숙취해소

음주 후 흔히 해장국을 많이 찾는데 이것은 해장국을 만드는 재료들이 알코올 성분을 빨리 분해하여 숙취를 해소하기 때문이다. 대개 해장국에는 콩나물이 많이 들어가고 얼큰한 고추를 많이 쓴다. 우리 나라 사람들은 얼큰한 국물을 마시고도 시원하다는 표현을 쓰는데 이것은 콩나물이 알코올 성분을 분해하는 아스파라긴산을 함유하고 있으며, 고추에는 비타민 C가 풍부하게 함유되어 있기 때문이다. 그러나 위장장애가 있을 경우 자칫 위장경련을 유발할 수도 있으므로 보다 순하게 주스 한잔으로 숙취를 물리쳐보자.

재료
양배추잎 2장
토마토 1개
감잎 음료 200ml
꿀 1큰 술

만드는 법

❶ 양배추는 깨끗하게 다듬어 씻고 적당한 크기로 썬다.
❷ 토마토는 껍질이 걸리지 않게 살짝 데쳐 벗긴다.
❸ 두 가지 재료를 믹서에 넣고 감잎 음료를 혼합하여 함께 간다.
❹ 꿀을 가미한다.

이럴 때 특히 좋아요

두말할 것도 없이 숙취를 위한 음료이다. 감잎의 풍부한 비타민 C가 알코올 성분을 분해하고 양배추에 함유된 비타민 U가 위, 십이지장의 점막궤양을 치료한다. 한편 양배추에는 비타민 C 역시 풍부하게 함유되어 있다. 토마토는 체내의 열을 식혀 주기 때문에 위를 편안하게 해준다. 뿐만 아니라 지나친 음주와 흡연은 골다공증을 유발하기도 하는데 양배추에 함유된 비타민 K 성분이 골다공증을 예방하기 때문에 애주가들에게는 숙취해소와 함께 건강에도 매우 좋은 주스이다.

계피 사과 주스

* 감기 치료

재료
(한 번에 먹기는 조금 많은 양이므로 감기에 걸리면 조금씩 자주 마시는 것이 좋다)
사과 1개
키위 1개
계피 음료 200ml
꿀 1큰 술

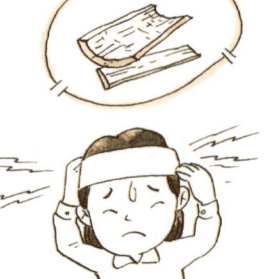

감기에 걸리면 열이 나지만 겉으로는 추위를 타게 된다. 이것은 체온의 균형이 맞지 않기 때문이다. 이 때는 소화기 계통에 이상이 따르게 마련인데 이는 체내의 온도가 올라가면서 소화기의 작용이 무력해지기 때문이다. 따라서 조속히 발한작용을 통하여 체온을 조절해 주고 위장 내의 온도를 낮추어 위장 기능을 정상화시켜 주는 것이 중요하다. 이 때 계피를 이용한 주스로 감기를 극복하면 좋다.

만드는 법

❶ 사과는 껍질을 벗기고 씨를 제거하여 적당한 크기로 썬다.
❷ 키위는 껍질을 벗겨 작게 썬다.
❸ 준비한 사과와 키위를 함께 넣고 계피 음료를 혼합하여 간다.
❹ 꿀을 가미한다.

이럴 때 특히 좋아요

계피는 열을 낮추는 해열작용과 땀을 나오게 하는 발한작용을 함께 한다. 뿐만 아니라 진통작용과 함께 위를 건강하게 해주며 장 기능을 정상화시키는 작용이 있고 몸을 따뜻하게 해준다.
사과 역시 위장 기능을 건강하게 해주는 역할을 하며, 키위는 비타민 C를 풍부하게 함유하고 있어 체내의 면역력을 높이고 감기예방은 물론 치료에도 효과가 있다. 계피의 쏘는 듯한 맛을 조절하기 위하여 음료의 양을 조절하면 좋으며 꿀을 가미하여 강한 맛을 줄일 수도 있다.

감 파인 주스

※ 숙취해소

그 옛날 임금님이 드시는 주안상에는 반드시라고 할 만큼 감이 안주로 올라갔다고 한다. 감에 함유된 비타민 C와 다른 성분들이 알코올 분해에 탁월한 효과가 있기 때문이다.

술을 마실 때 자칫 다른 과일을 안주 삼아 마시면 오히려 숙취를 가중시킬 수 있는데 이는 과일의 발효 기능이 술과 함께 어우러져 체내에서 과실주의 형태로 발효되어 생기는 현상이다. 그러나 감에는 그런 현상이 적어 안주로 적당한 것이다.

재료
감 1개
칡 음료 200ml
파인애플 100g
꿀 1큰술

만드는 법

1. 감은 껍질과 씨를 제거하고 적당한 크기로 썬다.
2. 칡은 찌꺼기가 나오지 않도록 달여서 맑은 물을 받아 식힌다.
3. 파인애플은 통조림으로 된 것을 사용하여도 무방하며 적당한 크기로 썬다.
4. 재료를 한꺼번에 넣고 믹서에 간다.
5. 꿀을 가미하여 마신다.

이럴 때 특히 좋아요

감에 함유된 떫은 맛은 타닌성분으로 지혈과 수렴 작용을 한다. 그리고 성질이 차기 때문에 음주로 인하여 열이 나는 증상에도 효과가 있으며 몸 안에 흡수된 알코올 성분을 빨리 산화시켜 버리기 때문에 숙취해소에도 도움이 된다. 칡은 갈증과 주독 해소에 효과가 좋다. 여기에 비타민 C가 풍부한 파인애플을 함께 먹으므로 보조작용을 하여 숙취를 해소하게 되는 것이다. 이제는 술 한 잔을 마시더라도 안주를 잘 선택하면 숙취로 인한 후유증을 최소화할 수 있다는 것을 명심하자.

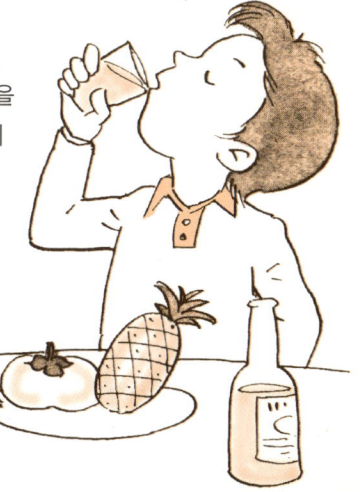

멜론감잎주스

※ 고혈압 예방

재료
멜론 1/2개(약 100g)
감잎 음료 150m*l*
꿀 1큰 술

예전에는 겨울철에 주로 따뜻한 음료를 마시고, 주스라고 하면 주로 여름철에나 마시는 것으로 생각했지만 요즈음은 사철 많은 종류의 과일이 나오고 생과일 주스의 효능에 대한 인식이 좋아지면서 사철 구분 없이 과일 주스를 찾게 되었다. 이것은 매우 좋은 현상이라고 할 수 있으며 이제는 그저 갈증해소만을 위한 수단으로 주스를 마시는 것이 아니고 건강을 생각하여 기능성으로 선택하는 것이기 때문에 하나 하나 신중하게 생각하여 자신에게 맞는 것을 골라 먹는 지혜를 발휘해야 할 것이다.

계절이 바뀌면 특히 혈압환자들은 주의를 해야 하며 그 중에 고혈압은 매우 위험한 질환이므로 항상 주의를 해야 한다. 따라서 음료 역시 고혈압의 치료에 도움이 되는 것으로 선택하는 것이 중요하다. 간단하게 고혈압을 예방하는 음료가 바로 멜론 감잎 주스이다.

만드는 법

❶ 멜론은 껍질을 벗겨 적당한 크기로 썬다.
❷ 감잎 음료와 함께 간다.
❸ 꿀을 넣고 다시 한 번 간다.

이럴 때 특히 좋아요

멜론은 여러 가지 종류가 있는데 껍질이 그물모양이며 색상이 푸른 것은 당분 함량이 높고, 노란색을 띄는 것은 비타민 C와 당근처럼 카로틴의 함량이 높다. 따라서 스트레스 해소와 암예방 그리고 피로회복에 효과가 있다. 뿐만 아니라 멜론에는 칼륨이 많은데 체내의 나트륨과 작용하여 염분을 배출해 주기 때문에 혈압을 낮추어 주며 신장병 환자에게도 좋다. 멜론의 혈압 강하작용과 함께 감잎의 풍부한 비타민 C가 혈액순환을 개선하고 피를 맑게 해주어 혈압을 낮춰주므로 고혈압 환자와 신장성 고혈압 환자들에게 좋은 주스이다.

셀러리 사과 주스

* 신경피로, 동맥경화

야채 중에서 셀러리는 정력을 증강해 주는 것으로 알려져 있다. 혈액순환을 개선하고 성인병을 예방하는데 좋은 채소이다. 샐러드의 재료로도 많이 이용하는 셀러리는 독특한 향이 있어 여성들이 특히 좋아하는데 이를 주스로 만들어 마시면서 건강도 챙겨보자.

재료
셀러리 100g
대추 음료 100mℓ
사과 1개
당근 50g
레몬 1/2개

만드는 법

❶ 셀러리는 줄기 부분으로 손질하여 적당한 크기로 썬다.
❷ 사과는 씨와 껍질을 제거하고 적당한 크기로 썬다.
❸ 당근도 손질하여 적당한 크기로 썬다.
❹ 위 재료에 대추 음료를 넣고 간다.
❺ 레몬은 씨를 제거하고 즙을 내어 섞는다.

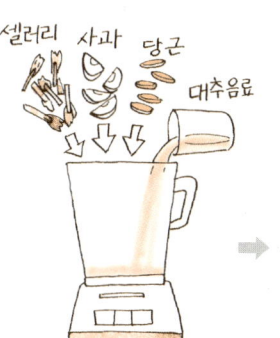
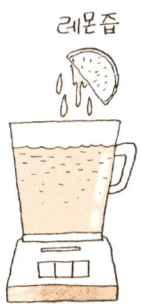

이럴 때 특히 좋아요

셀러리에는 비타민 B_1과 B_2가 많이 함유되어 있어 강장효과는 물론 스태미나가 부족한 사람들에게도 좋다. 뿐만 아니라 대추의 신경안정 성분과 함께 신경피로에 효과가 있으며 혈관의 기능을 원활하게 해주어 고혈압이나 동맥경화에도 좋은 효과가 있다.
심신이 지친 샐러리맨들의 피로회복을 위하여 셀러리와 당근 그리고 과일을 이용한 주스를 준비해 보자.

자두 생강 주스

* 식욕증진, 건위

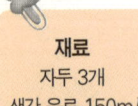

재료
자두 3개
생강 음료 150ml
꿀 1큰 술

　현대인들은 수많은 스트레스 속에 살아간다. 스트레스는 만병의 원인이 되기도 한다.
　스트레스를 받으면 가장 먼저 생기는 것이 바로 소화불량, 식욕저하이다. 스트레스로 인하여 위장의 기능이 무력해지면서 식욕이 저하되는 것이다. 소화불량과 식욕저하는 또 다른 질환을 불러오게 되므로 바쁘고 힘이 들수록 소식이나마 제때 식사를 하는 것이 중요하다. 특히 여름철 식욕저하는 스태미나 부족으로까지 이어지게 되므로 신경을 써야 한다. 제철에 나는 과일로 간단하게 식욕을 증진시켜 보자.

만드는 법

❶ 생강은 미리 달여 두고 식혔다가 기호에 따라 덥히거나 차게 해서 쓴다(반드시 껍질을 벗겨 사용한다).
❷ 자두는 씨가 크기 때문에 조금 넉넉하게 준비한다.
❸ 자두의 씨를 제거하고 4등분으로 썬다.
❹ 생강 음료와 함께 갈아서 껍질을 걸러 낸다.
❺ 꿀을 넣고 함께 다시 간다.

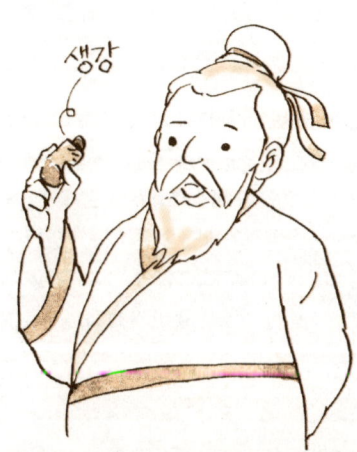

이럴 때 특히 좋아요

생강은 성질이 따뜻하기 때문에 장을 덥게 하며 소화기관을 튼튼하게 해준다. 그리고 혈액순환을 좋게 하여 몸 안의 기가 활발하게 움직이게 한다.
공자는 늘 생강을 복용하였다고 『논어』에도 기록된 것으로 보아 건강식으로 손색이 없다. 혈액순환의 개선으로 수족 마비를 풀어 주고 혈중의 콜레스테롤 강하작용도 함께 한다. 생선을 먹을 때 생강을 먹는 것은 소화를 돕고 비린내를 없애며 식중독을 예방하는 효과가 있다. 뿐만 아니라 소화에 도움이 되기 때문에 소화불량으로 가스가 차면서 두통이 있을 때도 좋다.
자두는 성질이 평하다. 유기산이 많이 들어 있어 맛이 시고 아스파라긴산이 다량으로 들어 있다. 여름철 밥맛이 없고 식욕이 떨어지며 몸이 나른해지고 쉽게 피로할 때 자두를 먹으면 피로회복은 물론 식욕을 증진시켜 준다.
딱히 여름이 아니더라도 입맛이 없을 때 가끔 자두 주스를 이용하여 식욕을 증진시켜 보자.

동아 당근 주스

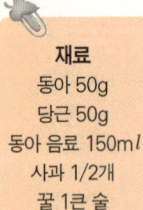

* 신장질환 예방, 이뇨작용

재료
동아 50g
당근 50g
동아 음료 150ml
사과 1/2개
꿀 1큰 술

현대인의 불치병 중의 하나가 바로 신장질환이다. 몸이 붓거나 손발이 차가워지고 피로하며 소변이 잘 나오지 않는다면 한 번쯤 신장병의 발병 유무를 생각해 봐야 할 것이다.

조기발견의 경우 거의 완치되지만 방치할 경우 불치병으로 발전되는 것이 신장병이다. 물론 신장병이라고 해서 모두가 붓거나, 소변이 잘 나오지 않는 것은 아니다. 때문에 일단 병원검사에서 신장병이 발견되면 전문의의 치료를 받아야 하지만 평소 신장질환을 예방하기 위해서는 신장 건강 주스를 애용하는 것도 좋은 방법이다.

만드는 법

❶ 동아는 깨끗이 씻어 껍질과 씨까지 함께 달여 거른다.
❷ 당근과 사과는 깨끗이 손질하여 적당한 크기로 자른다.
❸ 동아 음료 150ml에 준비한 재료를 넣고 함께 간다.
❹ 꿀을 가미하여 다시 한 번 간다.

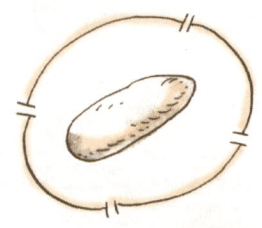

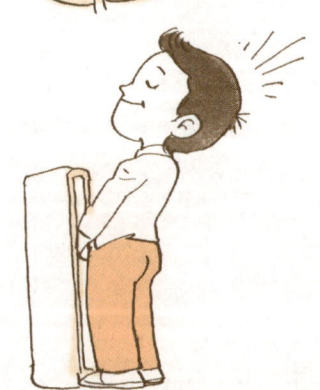

이럴 때 특히 좋아요

동아는 맛이 달고 성질은 서늘하다. 그러므로 여름철에 더위를 먹었을 때 동아를 이용하여 조리를 하면 효과가 좋으며 소변을 잘 나오게 하고 수분대사 부진으로 몸에 부기가 있을 때 이를 내려준다. 동아는 찬 성분으로 인하여 몸이 냉한 사람이 많이 먹으면 좋지 않은데 이를 보완하기 위해서 따뜻한 성질의 당근과 사과를 함께 이용해서 중화시키는 것이다.

평소 소변보기가 수월하지 않고 몸이 잘 붓는 사람에게 좋은데 거듭 말하거니와 일단 신장 질환의 유무를 검사해 보고 특별한 이상이 없으면서 이뇨에 어려움이 있다면 동아 당근 주스로 효과를 보기 바란다.

오디 귤 주스

* 정신안정, 신경쇠약

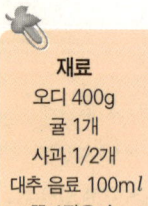

재료
오디 400g
귤 1개
사과 1/2개
대추 음료 100ml
꿀 1작은 술

요즈음은 신경정신과 쪽 상담자가 매우 많이 늘었다고 한다. 실제로 불면증에 시달리는 사람들의 수가 과거보다 많이 늘어났다는 통계도 있었다. 산업화·정보화 사회에서는 그만큼 신경을 써야 하는 일이 많다는 이야기일 것이다.

때문에 요사이 각광받고 있는 것이 릴렉스 산업이며 그린산업이다. 조금씩 한 박자 느리게 행동하고 좀 더 깊이 생각하며 느긋한 마음으로 자연에 동화되어 휴식을 취하는 것만큼 현대인에게 중요한 것이 없을 것이다. 자연재료 주스로 정신건강을 다스려 보자.

만드는 법

❶ 오디는 꼭지를 따고 이물질이 없게 잘 손질한다.
❷ 믹서에 갈아 씨를 제거하고 맑은 물만 받아둔다.
❸ 귤과 사과는 껍질을 벗겨 깨끗이 자른다.
❹ 믹서에 오디즙과 사과, 귤을 함께 넣고 간다.
❺ 대추 음료를 함께 넣고 간다.
❻ 그냥 마셔도 무방하지만 단맛을 선호할 때는 꿀을 가미한다.

이럴 때 특히 좋아요

뽕나무는 버릴 것이 없는 귀중한 자연물이다. 잎은 누에를 기를 때 사용하기도 하지만 요즈음은 식품의 재료로도 사용한다. 또한 뽕나무의 열매인 오디는 맛도 있고 여러 가지 영양소가 함유되어 있어 우리에게 이로운 먹거리이다.

오디에는 유기산 , 단백질, 당분, 회분 등이 함유되어 있으며 오장과 혈기를 이롭게 한다. 정신을 안정시키고 눈과 귀를 밝게 해주며 장기간 복용하면 정신을 맑게 하고 신경쇠약에도 효과가 있다.

재미있는 것은 무속에서 무당이 귀신을 쫓기 위해서 복숭아나무가지와 뽕나무가지를 이용하는데, 귀신을 쫓아내어 정상적이고 맑은 정신을 가지게 하기 위함이며 이것은 오디의 효능과 통하는 바가 있는 것이다.

대추 역시 정신을 안정시키는데 효과가 좋다. 귤에는 비타민 C가 풍부하게 들어 있어 피로를 풀어 주어 몸을 편안하게 해주기 때문에 심신이 지친 현대인들에게 더없이 좋은 천연 주스이다.

앵두당근주스

※ 인후염 치료, 피부미용

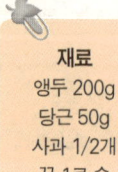

재료
앵두 200g
당근 50g
사과 1/2개
꿀 1큰 술

흔히 아름다운 여성들의 이목구비를 설명할 때 앵두 같은 입술이라는 표현을 많이 한다.

빨갛고 조그만 것이 먹음직스럽고 예뻐보이는 이유도 있겠지만 한방적 효과 때문이라는 생각이 먼저 앞선다. 앵두는 즙이나 주스 이외에 술을 담가 마시기도 하는데 속이 편안해지고 안색이 밝아지는 효과가 있다. 예뻐지고 싶은 여성들에게는 앵두를 권하고 싶다. 앵두의 효능과 당근의 카로틴 성분이 만나 여성의 아름다움을 가꾸어 준다는 사실을 아는지.

만드는 법

❶ 신선한 앵두를 골라서 씨를 빼낸다.
❷ 믹서에 갈아도 좋고 잘 익은 것은 베보자기에 싸서 짓이기면 즙이 나온다.
❸ 당근과 사과는 씨와 껍질을 제거하고 적당한 크기로 썬다.
❹ 함께 믹서에 넣고 간다.
❺ 그냥 마셔도 좋지만 꿀을 가미해도 좋다.

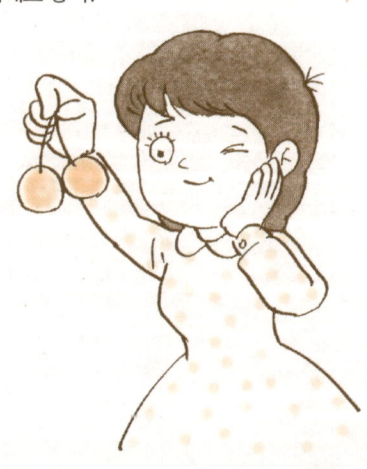

이럴 때 특히 좋아요

당근의 카로틴 성분 역시 여성들의 피부미용에 상당히 효과가 있다. 그리고 앵두는 과거부터 여성들의 미용식으로 애용되어 왔다. 오랫동안 먹으면 얼굴빛이 앵두처럼 윤이 나고 피로회복이나 인후의 염증치료에도 사용되었다. 앵두에는 다양한 성분이 함유되어 있으며 혈액순환을 도와주고 수분대사를 원활하게 하여 체내에 정체된 체액을 배출시킨다.
때문에 몸 속의 독소로 인하여 피부 트러블이 발생하는 여성들에게 좋을 뿐 아니라 오장육부를 고루 편안하게 해준다.
사과 역시 대장 기능을 좋게 해주므로 변비가 심한 현대인과 피부미용에 신경을 쓰는 여성이나 소화기관이 약한 사람들에게는 매우 좋은 주스이다.

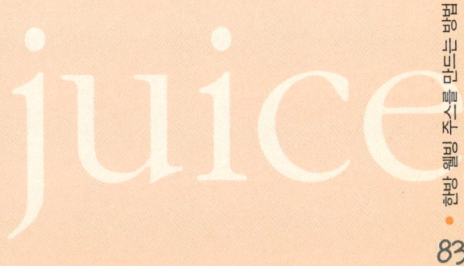

사과 박하 주스

＊ 관절, 생리통

재료
사과 1/2개
박하즙 100ml(박하잎 약 200g)
양배추 50g
당근 50g
꿀 1큰 술

과학문명이 발달할수록 사람들은 과거보다 더 많은 질병에 시달리고 있다. 아스팔트와 시멘트문화는 우리에게 관절의 질환을 가져다 주었고, 각종 인스턴트 음식들은 여러 가지 내과적 질환을 유도하였고 패션의 변천은 여성질환을 유발시키기도 하며 스트레스를 일으키고 신진대사를 흐트러뜨리고 있다.

영양 공급의 과잉은 여성들의 초경을 앞당겼고 그만큼 관리에 소홀하게 되며 생리통 등으로 고생하는 여성들이 많아졌다. 자연으로 돌아가지는 못하더라도 자연식으로 건강을 지켜가는 지혜를 발휘해 보자.

만드는 법

❶ 박하는 즙을 내어 양이 부족하면 생수를 조금 섞어 준다.
❷ 먼저 양배추를 곱게 갈고 그 다음 당근과 사과, 박하즙을 함께 넣고 간다.
❸ 꿀을 가미하여 마신다.

이럴 때 특히 좋아요

박하에는 휘발성 물질이 있으며 이 휘발성 물질에는 박하뇌, 피빈, 멘톤, 칸핀 등이 함유되어 있어 위장을 건강하게 하고 바람을 몰아내며 관절에도 효과가 있다. 땀이 나도록 도와주어 체내의 독소를 땀으로 배출해 내기도 한다.

양배추에는 비타민 A, B, C, K 등 다양한 영양소가 있어 위장장애를 개선하고 빈혈, 위궤양 등에도 좋은 효과가 있다. 여성들의 생리통과 관절질환에 효과가 있으며 정신을 맑게 해주는 작용을 한다.

사과 칡 주스

* 위장병

얼마 전 사과 요구르트가 현대인들의 변비와 대장증상에 좋다는 광고가 있었다. 물론 사과뿐이겠는가마는 우리가 항상 가까이 접할 수 있는 과일의 대표가 사과이며 이 사과를 많이 먹으면 빈혈 예방과 함께 대장증상 등의 질환까지 개선되는 효과가 있어 가히 과일의 왕이라 불릴 만하다. 현대인들의 대표 질환이라고까지 불리는 위장장애를 극복하기 위하여 사과와 칡을 이용한 주스를 마시고 건강하고 활기찬 생활을 누려 보길 바란다.

재료
칡 200g
사과 1개
당근 50g
꿀 1큰 술

만드는 법

❶ 칡은 1~2년 된 생칡으로 즙을 내어 쓰면 좋지만 구할 수 없으면 건재약국에서 갈근을 구하여 쓴다.
❷ 갈근을 쓸 경우 진하게 달여서 식혀 쓴다.
❸ 사과는 씨와 껍질을 제거하고 적당한 크기로 자른다.
❹ 당근 역시 깨끗이 손질한 후 적당한 크기로 자른다.
❺ 사과와 당근을 먼저 갈다가 칡즙이나 칡 음료를 넣고 다시 한 번 간다.
❻ 꿀을 가미하여 마신다.

이럴 때 특히 좋아요

음식만 먹었다 하면 배가 사르르 아프다든가 변비를 동반하는 현대 여성들이나 신경을 많이 써서 과민성 대장증상이 있는 경우 이 음료를 만들어 먹으면 좋다. 칡은 정장효과와 함께 위장의 기능을 증진시키며, 사과는 장내 유산균 활동을 좋게 하여 장운동을 활발하게 해준다. 뿐만 아니라 갈근(칡) 역시 위장 기능이 약하여 구토를 하거나 설사를 할 때, 습관성 구역질 등에 효과가 좋다. 이외에도 신경통에도 효과가 있으므로 노약자의 식욕부진뿐 아니라 성인들에게도 좋은 음료이다.

석류당근 주스

* 대하증, 자궁출혈

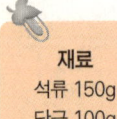

재료
석류 150g
당근 100g
꿀 1큰 술

여성질환은 자칫 방치할 경우 불임이나 암 등으로 발전할 가능성이 있어 조기에 치료를 하지 않거나 제때 조치를 하지 않으면 위험하다. 여성이 건강해야 가정이 건강하고 사회가 건강하며 나라가 건강하게 되며 나아가서는 인류가 건강하게 되는 것이다. 이것이 곧 모자보건법의 기본이라 할 수 있다.

건강한 여성이 많은 나라가 건강한 나라이다. 여성질환은 아무도 모르는 여성만의 고민이며 평소 자기 몸에 대한 관리의 척도를 나타내는 것이다. 요즈음 여성건강이 사회문제화되면서 석류가 여성들에게 좋다는 사실이 알려졌다. 클레오파트라의 아름다움의 비결이 석류라는 이야기도 유명하다.

석류를 이용하여 평소 여성건강을 지켜가자.

만드는 법

❶ 석류는 잘 익은 것으로 골라 속껍질을 남기고 벗겨 씨를 빼고 믹서나 베보자기를 이용해서 즙을 짜낸다.
❷ 당근은 깨끗이 손질하여 적당한 크기로 자른다.
❸ 석류즙과 당근을 함께 넣고 간다.
❹ 신맛이 강하면 꿀을 가미한다.

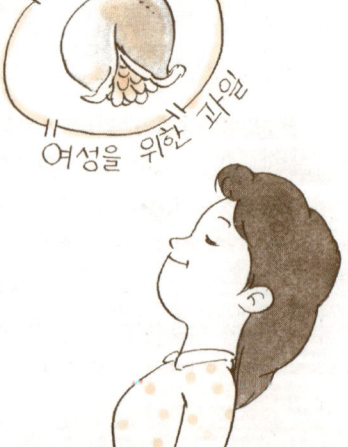

여성을 위한 과일

이럴 때 특히 좋아요

우선 석류는 신맛이 매우 강하기 때문에 당근을 가미하면 조금 해소가 된다. 석류는 살충 효과가 있어 몸 안의 기생충을 억제한다. 때문에 옛날에는 구충제로 사용하기도 하였다. 뿐만 아니라 고혈압이나 동맥경화, 설사, 이질 등에도 효과가 있어 집집마다 상비약으로 보관했다가 사용하기도 하였으며 특히 여성들의 자궁출혈이나 대하증을 멈추게 하는 효과가 있어 여성을 위한 과일로 불리기도 한다.
안질환에는 석류즙을 눈에 넣기도 하였는데 당근과 함께 사용하여 눈의 건강에도 좋은 음료이다.

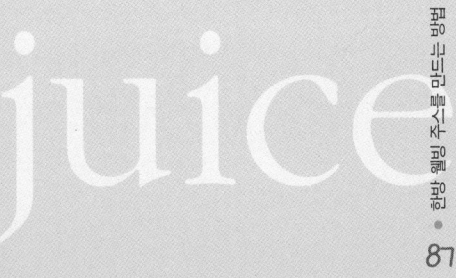

감잎 사과 주스

* 고혈압, 동맥경화 예방

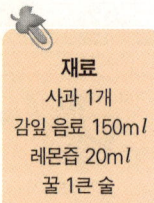

재료
사과 1개
감잎 음료 150ml
레몬즙 20ml
꿀 1큰 술

사과의 영양소는 새삼 거론하지 않아도 모두가 인정하는 부분이다. 요즈음은 다양한 품종의 사과가 있는데 음료를 만드는 데는 어느 것을 사용하여도 무방하지만 단맛이 강한 것을 고르는 게 좋다. 그냥 무심코 먹어온 사과를 이용하여 성인병의 대표적 질환인 고혈압과 동맥경화를 예방할 수 있는 음료를 만들어 보자.

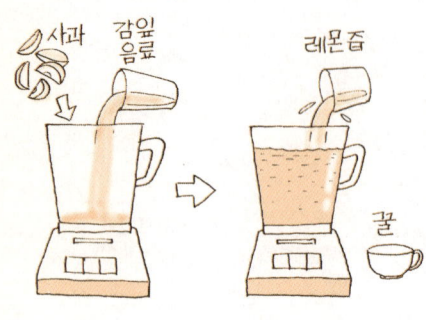

만드는 법

❶ 사과는 씨와 껍질을 제거하고 적당한 크기로 썬다.
❷ 감잎 음료와 함께 간 후 레몬즙을 넣고 다시 한 번 간다.
❸ 기호에 따라 꿀을 가미한다.

이럴 때 특히 좋아요

사과에는 포도당, 과당, 자당, 펙틴, 구연산, 사과산, 펙트텐산 등의 성분이 들어 있으며 다량의 칼리성분과 인산, 비타민 A, B_1, B_2, C 성분이 함유되어 있다. 물론 효능면에서도 다양한 점이 있다. 소화촉진은 물론 급성장염, 변비, 두통, 정심작용 등과 함께 고혈압에도 효과가 있다. 여기에 레몬과 감잎에 풍부한 비타민 C는 혈액순환을 도와 고혈압, 동맥경화 등에 효과가 높다. 따라서 성인병으로 고생하는 사람들에게 매우 좋은 음료이다.

모과 당근 주스

* 기침, 기관지염

과일전 망신은 모과가 시킨다고 할 만큼 모양새가 못생겼지만 향기와 약효는 우수하기 때문에 한방에서는 약으로도 사용한다. 모과의 좋은 향기와 다양한 약효로 인하여 가을이면 누구나 모과를 사서 차에 두기도 하고 방안에 두면서 천연 방향제 대용으로 쓰기도 한다. 알레르기질환이 많은 현대인들에게는 매우 좋은 방향 요법이다.

모과를 이용하여 대기오염 때문에 상한 기관지를 건강하게 지켜가자.

재료
모과 음료 150ml
모과청 30g
당근 50g
사과 1/2개
꿀 1큰 술

만드는 법

❶ 모과는 진하게 달여 식힌다.
❷ 사과와 당근은 껍질을 벗기고 씨를 제거하여 적당한 크기로 자른다.
❸ 모과청과 사과와 당근을 넣고 먼저 간다.
❹ 모과 음료를 넣고 다시 한 번 간다.
❺ 꿀을 가미하여 마신다.

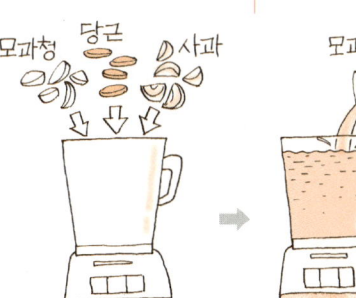

이럴 때 특히 좋아요

모과를 이용한 캔디와 껌 등이 출시될 만큼 모과가 기관지에 좋다는 것은 이미 알려진 사실이다. 모과는 또 성질이 따뜻하고 독이 없으며, 관절과 힘줄을 튼튼하게 하는 데도 효과가 있어 한방에서는 신경통 등에도 사용한다. 소화 기능을 도와주고 위 기능을 튼튼하게 해주기 때문에 음식을 먹고 자주 체하는 사람에게도 효과가 있다. 모과는 기침을 멎게 하고 가래를 삭이며 인후의 염증을 제거하기 때문에 기관지가 약해서 감기에 잘 걸린다든가 매연 속에서 생활하는 도시민에게 좋은 음료이다.

감잎 유자 주스

* 위궤양

재료
유자 또는
유자청 50g
감잎 음료 150ml
계피가루 5g
꿀 1큰 술(청을 쓸
경우에는 양을 줄
인다)

위궤양으로 고생하는 사람들을 보면 한 번씩 발병할 때마다 고통이 상당히 심하다고 한다. 헌 위벽에 음식물이 들어가면 자극을 하기 때문에 식사를 제대로 못 하는 경우가 많다. 실제로 궤양이 있는 경우는 말할 것도 없지만 요즈음은 신경성 위궤양 환자가 많아 조금만 스트레스를 받고 신경을 쓰면 식사를 전혀 못 하는 경우도 있다. 양배추와 함께 유자 역시 위궤양에 좋다. 그 동안 유자는 주로 청을 만들어 차로 마셔 왔는데 오늘은 주스로 변신한다.

만드는 법

① 생유자는 씨를 제거하고 적당한 크기로 썬다.
② 이 때 부드러운 껍질은 함께 사용하고 억센 경우 적당히 제거한다.
③ 감잎 음료와 유자, 계피가루를 넣고 함께 간다.
④ 생유자의 경우 꿀을 넣고 다시 한 번 갈아주고, 유자청을 쓸 경우 적당히 꿀을 가미한다.

이럴 때 특히 좋아요

유자는 성질이 서늘하며 맛은 달면서도 신맛이 난다. 유자의 서늘한 성분이 궤양부분의 열을 식혀 주고 방향성 건위효과가 식욕을 돋우어 주며 위속의 악기를 제거해 준다. 뿐만 아니라 해독작용을 하기 때문에 음주 후에 먹으면 술독을 풀어 주기도 한다. 생선을 요리할 때 함께 쓰기도 한다. 뿐만 아니라 가래를 삭히고 기침을 멈추게 하고 구토증이 생길 때도 효과적이다. 여기에 감잎의 풍부한 비타민 C와 계피의 정장 건위작용이 더해져 위무력증에도 좋다.

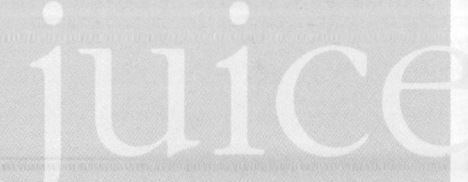

구기자 오이 주스

✽ 피로회복, 피부미용

탈모증으로 고민하는 사람들이 많다. 물론 탈모의 원인에는 여러 가지가 있을 수 있지만 오장육부를 놓고 볼 때 가장 연관이 있는 장기가 바로 신장이다. 신장의 기능이 부조화를 이루게 되면 탈모증상이 올 수 있는 것이다.

따라서 탈모, 이뇨, 미용 등 모두를 생각할 때 반드시 신장을 상관관계에 놓고 고민해 봐야 한다. 평소 탈모로 인하여 고민이 된다면 그리고 이뇨작용이 원활하지 못한 경우 활용해 볼 만한 음료이다.

재료
구기자 음료 200ml
오이 1/2개
레몬 1/2개
사과 1/2개
꿀 1큰 술

만드는 법

❶ 오이는 껍질을 벗기고 적당한 크기로 썬다.
❷ 레몬은 즙을 짜서 준비한다.
❸ 사과는 껍질과 씨를 제거하고 적당한 크기로 썬다.
❹ 오이와 사과를 함께 간 후 구기자 음료를 넣고 한 번 더 간다.
❺ 레몬즙과 꿀을 넣고 다시 섞어 준다.

이럴 때 특히 좋아요

이유 없이 머리카락이 자꾸 빠지거나 피부가 부석부석해지면서 소변이 제대로 안 나오는 경우 신장질환으로 인한 수분대사 이상이라는 판정이 아니라면 두발 건강과 이뇨 그리고 미용을 위해서 매우 좋은 음료이다. 오이의 주성분은 펜토산과 탄수화물, 페크린 등이며 단백질은 거의 없다. 칼리와 인산이 다량 함유되어 있고 이외에도 비타민 A, C, 미네랄, 나트륨, 규소, 인 등이 함유되어 있다. 오이의 엽록소는 피부미용에 좋고 풍부한 칼륨성분은 체내의 노폐물을 배출하여 고혈압과 신장질환자에게 매우 좋다.

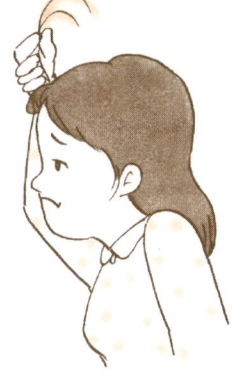

사과 배 주스

* 기침 · 갈증 해소, 기관지 보호

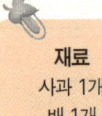

재료
사과 1개
배 1개
오미자 음료 100ml
꿀 1큰 술

　구기자 역시 신장 기능을 활성화시키고 이뇨작용을 도와주며 탈모를 방지한다. 가장 보편적이고 흔한 과일이 사과와 배가 아닐까싶다. 특히 우리 나라의 배는 세계적으로 유명하다고 한다. 다른 나라의 배에 비해서 당도가 높고 수분함량이 높아 요즘은 수출품목으로 각광받고 있으며 외국인들의 사랑을 듬뿍 받는 과일이라고 한다. 사과 역시 꾸준한 연구로 다양한 신품종이 나와 우리들의 변함 없는 사랑을 받고 있는 과일이다. 사과와 배의 만남은 필연적이다. 이 둘을 이용하여 갈증과 기침을 잡는 주스를 만들어 보자.

만드는 법

❶ 사과와 배는 껍질과 씨를 제거하고 적당한 크기로 자른다.
❷ 오미자 음료와 준비한 사과, 배를 넣고 간다.
❹ 꿀을 가미한다.

이럴 때 특히 좋아요

배는 성질이 차고 맛은 달다. 열이 많은 사람의 가슴속 번열을 내려주어 갈증을 해소할 뿐 아니라 기침과 담을 해소한다. 반면에 사과는 성질이 따뜻하며 소화 기능을 도와준다. 갈증이 날 때는 물을 많이 마시기보다는 사과를 먹는 편이 좋으며 오미자 역시 폐 기능을 도와 기침을 멎게 하고 기관지를 보호해 준다. 뿐만 아니라 스트레스해소 효과까지 있으므로 심한 기침, 오랜 기침으로 신경이 쓰이는 사람들에게 좋다.

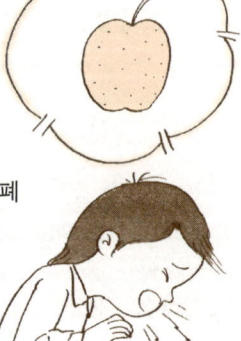

귤 당근 주스

* 고혈압 · 동맥경화 예방, 피로회복

흔히 쉽게 구할 수 있는 과일이나 식재료를 홀대하는 경우가 있는데 우리 땅에서 나는 가장 흔한 것이 가장 좋은 효과를 가진 경우가 많다. 귤이나 당근 역시 마찬가지다.

당근의 경우 효능이나 효과는 인정하면서도 특유의 맛으로 인해 한두 번 먹고 나면 고개를 돌리는데 귤과 함께 성인병을 예방하는 음료로 활용해보자.

재료
귤 2개
당근 50g
감잎 음료 150ml
꿀 1큰 술

만드는 법

❶ 귤은 오렌지처럼 즙을 내든가 과즙기나 믹서에 갈아 건더기를 제거한다.
❷ 당근은 손질하여 적당한 크기로 자른다.
❸ 감잎 음료에 재료를 넣고 간다.
❹ 그냥 마셔도 무방하지만 기호에 따라 꿀을 가미한다.

이럴 때 특히 좋아요

귤은 여러 가지 영양소를 가지고 있지만 혈관의 침투성을 줄이는 한편 혈관에 저항력을 키워 혈관 파열을 방지하는 비타민 P 효력의 후라보노이드 화합물인 헤스페리딘이 다량으로 들어 있어 혈관 건강에 매우 좋다. 뿐만 아니라 비타민 E가 많아서 불포화 지방산의 산화방지는 물론 콜레스테롤 축적을 막아준다. 게다가 당근의 성분과 감잎의 풍부한 비타민 C는 혈관계에 작용하여 고혈압, 심장병, 동맥경화증 등에 매우 좋은 작용을 한다. 이외에도 귤의 성분과 감잎차의 성분은 감기예방 및 치료에도 효능이 있어 일석이조의 효과를 올릴 수 있다.

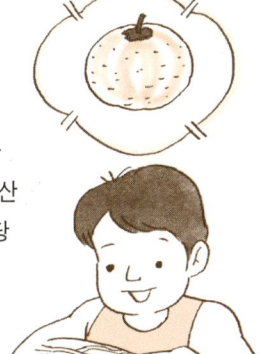

오가피 사과 주스

* 강장, 피로회복

재료
오가피 음료 200ml
사과 1개
꿀 1큰 술

오가피는 제2의 인삼이라고 불릴 만큼 인삼과 유사 성분을 가지고 있으면서 동서양을 막론하고 다양하게 쓰이고 있다. 오가피의 여러 약효 성분과 사과의 영양 성분을 이용하여 강장, 피로회복에 좋은 주스를 만들어 보자. 지치기 쉬운 현대인들에게 효과가 있을 뿐 아니라 여러 가지 급성 및 만성 질환에도 효과가 있다.

만드는 법

❶ 오가피는 이물질을 제거하고 잘게 썰어 달인다.
❷ 사과는 껍질과 씨를 제거하고 적당한 크기로 썬다.
❸ 사과와 오가피 음료를 함께 넣어 갈고 꿀을 가미한다.

이럴 때 특히 좋아요

오가피는 성질이 따뜻하고 맛은 매우면서 쓴맛이 난다. 근육과 뼈를 튼튼하게 해줄 뿐만 아니라 진통 효과는 물론 강장작용을 하며 허약 체질을 보해 준다. 급성 및 만성 관절염, 근육통 등에도 효과가 있으며 어린이, 노인 등이 장기간 복용하면 다리에 힘을 얻게 되며 혈액순환을 좋게 하여 어혈을 풀어 주고 타박상에도 좋다. 여기에 사과의 영양성분이 함께 하여 피로를 풀어 주고 강장작용을 하게 되므로 자주 지치는 사람들에게 효과가 있다.

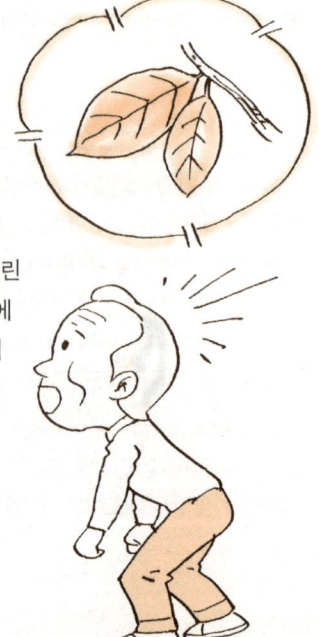

사과 결명자 주스

※ 눈의 피로

현대인들에게는 정보가 생명이다. 그런데 대부분의 정보는 눈을 통해서 받아들이고 있으며 수많은 영상매체의 발달로 눈의 피로가 가중되고 눈 건강에 신경 쓰는 사람들의 수가 갈수록 늘어나고 있다. 눈 건강에 이상이 있다고 생각할 때는 이미 시력이 나빠진 상태이고 다시 시력을 회복하는 데는 많은 노력과 시간이 필요하다. 평소 눈의 건강을 염두에 두고 주스를 만들어 먹음으로써 예쁘고 맑고 건강한 눈을 가꾸어 가자.

재료
사과 1/2개
결명자 음료 150ml
당근 50g
꿀 1큰 술

만드는 법

① 결명자는 깨끗이 씻어 살짝 볶은 후 갈아 껍질을 걸러 고운 물을 받는다.
② 사과는 씨와 껍질을 제거하고 적당한 크기로 잘라 놓는다.
③ 당근도 껍질을 벗기고 적당한 크기로 썬다.
④ 사과와 당근 그리고 결명자 음료를 함께 넣고 갈다가 꿀을 넣고 다시 한 번 간다.

이럴 때 특히 좋아요

결명자는 맛이 달고 성질은 조금 차다. 따라서 간의 열을 없애 주고 눈의 피로와 통증을 없애 주는 역할을 할 뿐 아니라 눈물이 심하게 흐르는 것을 멎게 하고 코피를 멎게 한다. 결명자로 베갯속을 만들어 베고 자면 두통이 사라지며 눈이 맑아지는 효과가 있을 정도이다.
결명자와 당근의 비타민 A 성분이 결합하여 시력을 보호하고 특히 야맹증이 있는 사람은 꾸준히 먹으면 증상이 개선된다.
당근은 따뜻한 성질이기 때문에 몸에 열이 많은 사람에게는 좋지 않지만 결명자의 찬 성분이 함께 하여 중화시켜 준다.
사과와 함께 먹기에도 좋은 건강 주스가 된다.

양배추 셀러리 주스

* 위장장애

재료
양배추잎 50g
셀러리 50g
사과 1/2개
하수오 음료
100m*l*

한때 배추와 상추, 그리고 양배추 등의 쌈이 인기를 끌었던 적이 있다. 현대인의 위장장애에 좋을 뿐 아니라 숙면에 도움이 된다고 해서 습관성 소화불량 등으로 고생하는 사람들이 많이 이용하였다. 실제로 양배추에는 위장장애를 해결하는 성분이 있어 바쁜 현대인들에게 좋은 야채이기도 하다.

만드는 법

❶ 양배추와 셀러리는 즙을 내어도 좋으나 믹서에 갈아 건더기를 거른다
❷ 사과와 하수오 음료를 함께 넣고 간다.
❸ 기호에 따라 꿀을 가미한다.
❹ 양배추 특유의 향을 제거하기 위하여 사과를 넣는다.

이럴 때 특히 좋아요

세계 3대 장수식품으로 손꼽히는 것이 바로 양배추이다. 양배추의 주요 성분은 수분과 비타민 A, B₁, C, U 외에도 지방, 당질, 칼슘, 섬유질, 회분, 인, 철분 등 다양하다. 특히 비타민 C가 다량 함유되어 있다. 이 중에 비타민 U 성분은 위장 기능을 강화하고 위궤양, 십이지장에도 좋은 효과가 있다. 양배추는 눈과 귀를 밝게 해줄 뿐 아니라 오장을 편하게 하며 관절에도 좋고 당뇨병에도 효과가 있다. 특히 양배추는 체질에 관계없이 누구나 먹을 수 있는 채소로 가장 손쉽게 구할 수가 있으며 위장장애의 예방은 물론 치료에도 효과가 있는 것으로 알려져 있으므로 한번쯤 만들어 마셔보자.

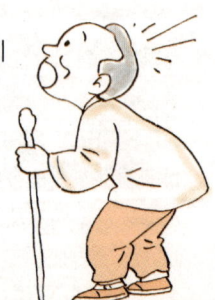

생강 인삼 주스

❋ 감기 예방, 기침 해소

겨울철이면 기관지가 약하고 감기에 잘 걸리는 사람들에게 특히 인기가 있는 것이 바로 생강차이다. 환경오염으로 인하여 요즘은 감기도 때와 철을 가리지 않고 찾아오기 때문에 항상 조심해야 한다. 특히 여름철 감기는 냉방시설의 보급으로 인하여 면역체계가 흐트러지면서 발생하는 경우가 많아 관리에 신경을 써야 한다.

감기예방과 함께 기침을 멎게 하는 주스로 건강관리에 만전을 기해보자.

재료
생강 음료 200ml
인삼 100g
당근 50g
사과 1/2개
꿀 1큰 술

만드는 법

① 인삼은 깨끗이 씻어 적당한 크기로 자른다.
② 사과는 씨와 껍질을 제거하고 자른다.
③ 당근도 깨끗이 손질하여 적당한 크기로 자른다.
④ 우선 인삼을 갈고 난 후 당근과 사과 순으로 간다.
⑤ 생강 음료와 꿀을 넣고 다시 한번 간다.

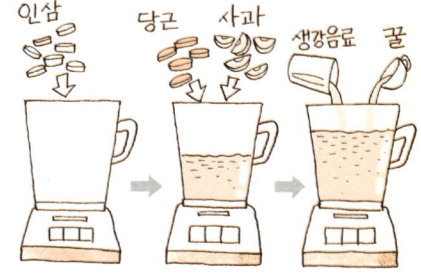

이럴 때 특히 좋아요

여기에 들어가는 재료는 대부분 약성이 따뜻한 것이다. 따라서 몸을 덥게 하고 폐를 보해 주고 위를 편안하게 해준다.

생강은 감기, 기침, 천식에 좋으며 사과와 당근의 영양성분이 감기로 허약해지는 부분을 보완해 준다. 인삼 역시 원기를 보해 주고 정신을 안정시키며 피로를 회복시키고 체내의 진액을 만들고 위장을 튼튼하게 하며 폐를 보하여 천식에 효과가 좋다. 생강의 또 다른 효과는 다른 재료의 성분을 한 단계 끌어올려 약효를 상승시키는 작용을 하는 것이다. 따라서 감기에 가장 신경 써야 할 영양보충과 치료를 한꺼번에 해결하게 되는 것이다.

파슬리 사과 주스

* 빈혈 치료

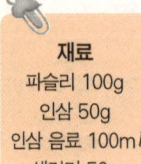

재료
파슬리 100g
인삼 50g
인삼 음료 100ml
셀러리 50g
사과 1/2개
꿀 1큰 술

현대인들은 풍부하고 다양한 먹을거리와 건강보조제로 영양상태가 완벽하다고 생각하지만 실제로 조사를 해보면 오히려 많은 사람들이 영양실조나 빈혈증에 시달리는 것을 알 수 있다.
여성들의 경우 지나친 미의식 추구로 무분별한 다이어트를 감행하여 몸의 영양균형을 지키지 못하는가 하면 인스턴트 음식의 남용으로 건강에 위협을 받는 경우가 허다하다.
체형은 과거에 비해 많이 성장하였다고는 하지만 근력이나 지구력 저하, 혈액순환불순 등 다양한 질환에 노출된 것도 사실이다. 특히 심각한 현대인의 빈혈을 건강 주스로 바로잡아 보자.

만드는 법

❶ 파슬리는 깨끗이 씻어 과즙기에서 즙을 짜낸다.
❷ 셀러리와 사과는 손질하여 적당한 크기로 자른다.
❸ 인삼 역시 적당한 크기로 자른다.
❹ 인삼, 셀러리, 사과 순으로 한 가지씩 더하면서 간다.
❺ 파슬리즙과 인삼 음료와 꿀을 넣고 다시 한 번 간다.

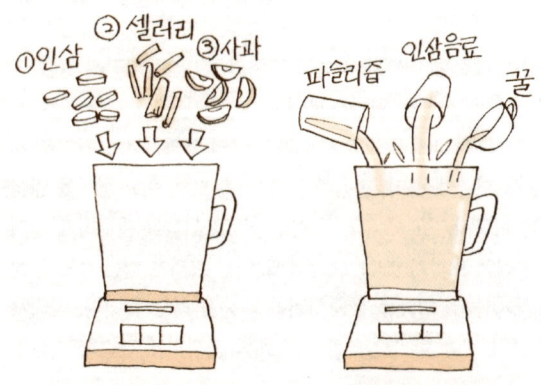

이럴 때 특히 좋아요

파슬리는 향과 신선함을 우선으로 선택한다. 파슬리에는 비타민 A, B_1, B_2, C와 인, 칼슘, 철분 등이 다량 함유되어 있어 빈혈에 특히 좋으며 여성들의 경우 기미나 죽은 깨 등에도 효과가 있고 거칠어진 피부를 매끄럽게 해준다. 이 밖에도 각종 미네랄이 들어 있으며 모세혈관이나 동맥의 건강을 유지하는데 좋고, 과다한 육식섭취로 혈액이 산성화되기 쉬운 현대인들에게 매우 좋은 야채이다. 인삼 역시 저혈압 환자에게 좋은 약재이며 빈혈에 효과가 매우 좋다.

최근 밝혀진 바에 의하며 파슬리의 성분은 부신의 기능을 바로잡아 주는 역할을 하며 신장질환에도 효과가 좋다.

복숭아 사과 주스

* 피부미용, 어혈

재료
복숭아 2개
사과 1/2개
오미자 음료 100ml
꿀 1큰 술

 여성들의 가장 큰 소망은 아름다워지는 것이며 대부분의 여성 질환의 경우 남성과 달리 혈액순환 장애로 인하여 발생하는 일이 많다. 몸 속에 어혈이 있으며 손발이 차가워지기도 하고 생리불순, 생리통 등의 여러 가지 여성질환에 시달리게 된다. 화장을 하고 겉으로는 멀쩡해 보여도 수족냉증이나 기미 등으로 고민하는 여성들을 위하여 혈액순환을 개선하여 생리적 건강과 함께 피부미용에 도움이 되는 주스가 바로 복숭아 사과 주스이다.

만드는 법

1. 복숭아는 씨와 껍질을 제거하고 적당한 크기로 자른다.
2. 사과도 씨와 껍질을 제거하고 자른다.
3. 두 재료를 함께 믹서에 간다.
4. 오미자 음료와 꿀을 넣고 다시 한 번 간다.

이럴 때 특히 좋아요

복숭아가 니코틴을 해독한다고 하여 담배를 피우는 사람들에게 인기가 높다. 이는 복숭아의 폐 기능을 강화시켜 주는 역할과도 통하는데 복숭아에는 칼륨성분이 많아 혈액순환을 원활하게 해주기 때문에 고혈압이나 심장병 환자에게도 좋다. 여성들의 경우 혈액순환을 개선하여 안색을 좋게 하므로 피부미용에도 효과가 있고 사과의 성분이 더해져 여성의 아름다움을 가꾸어 준다.

구기자 오이주스

* 피로회복, 피부미용

요즈음 여성들은 만성적 피로증후군 등 여러 가지 스트레스로 인한 질환에 시달리는 경우가 많은데 그 중에서도 만성피로는 그 자체 질환보다도 피부트러블 등 다양한 합병증 또는 질환 발병을 유발함으로 더 심각한 것이다.

우리 주위에서 쉽게 구할 수 있는 오이와 기타 재료를 이용하여 피로를 물리치는 것은 물론 모든 여성들의 소망인 아름답고 윤기 있는 피부를 유지하는 주스가 바로 구기자 오이주스이다.

재료
적당한 크기의 오이 1개
구기자 음료 200ml
셀러리 50g
사과 1/2개
귤 1/2개
꿀 1작은 술

만드는 법

❶ 오이는 껍질을 벗기고 적당한 크기로 어슷하게 썬다.
❷ 사과와 귤은 껍질을 벗기고 역시 적당한 크기로 썬다.
❸ 셀러리는 얇은 막을 제거하고 어슷썰기를 한다.
❹ 위 재료를 한꺼번에 넣고 한 번 간 후 다시 구기자 음료를 넣고 간다.
❺ 기호에 따라 꿀을 가미한다.

이럴 때 특히 좋아요

오이는 팬토산, 탄수화물, 페크린 등의 주성분과 각종 무기질을 함유하고 있으며 다량의 칼륨을 함유하고 있어 체내의 노폐물을 배출하는 작용을 한다. 때문에 고혈압과 신장병 환자들에게도 좋지만 찬 성분이 있어 갈증이나 가슴이 답답할 때 먹으면 효과가 있으며 열을 식히는 작용도 있으므로 피부화상을 입었을 때 마사지를 하면 좋다. 구기자 역시 신장기능을 좋게 하여 여성들의 생리대사를 원활하게 함으로써 피부트러블을 미리 예방하여 아름다움을 가질 수 있게 해준다.

여기에 장정제 역할을 하는 사과와 셀러리의 섬유질 등이 피로해지기 쉬운 여성들에게 활력을 더해줄 것이다.

인삼 미나리 주스

❋ 빈혈, 냉증 개선

재료
미나리 100g
인삼 음료 150ml
당근 50g
사과 1/2개
꿀 1큰 술

　예로부터 미나리는 간 기능을 좋게 하는 효능으로 인하여 급만성 간염과 황달의 치료제로 사용하였다.
　미나리는 매우 차가운 성질을 가지고 있으며 인삼은 열성 약재이다. 이 두 재료가 만나 기운을 북돋워 주고 빈혈을 개선할 뿐 아니라 건강까지 찾아준다면 이보다 더 좋을 수는 없으리라.

만드는 법

❶ 미나리는 생즙을 내어서 써도 좋으며 아니면 갈리기 쉬운 부분으로 잘 다듬어 적당한 크기로 자른다.
❷ 당근 역시 깨끗이 씻어 적당한 크기로 자른다.
❸ 사과는 씨앗과 껍질을 제거하고 적당한 크기로 썬다.
❹ 우선 미나리를 곱게 갈아 채로 걸러준다.
❺ 당근과 사과를 함께 넣고 갈다가 미나리즙과 인삼 음료를 함께 넣고 다시 한 번 갈다가 꿀을 넣는다.

이럴 때 특히 좋아요

요즈음 사람들은 너무 많이 알아서 탈이란 말을 많이 듣는다. 예컨대 몸에 열이 있는 사람에게 인삼이 좋지 않다고 해서 더위를 좀 탄다거나 몸에 열감이 있다고 무조건 자신은 인삼을 먹어서는 안 된다고 생각하는 것이 대표적인 예이다. 한방에서는 열도 허열과 실열로 분류를 한다. 다시 말해서 실제로 열성 체질이냐 아니면 열감을 느끼느냐 하는 것이다. 열성 체질이 아닌데도 장부의 기능이 허하고 냉하기 때문에 겉으로만 열감을 느껴 자꾸 차가운 음식을 찾게 되는 경우가 매우 많다. 따라서 자신의 체질은 한의사를 통하여 정확히 알아둘 필요가 있다.
미나리와 인삼은 서로 정반대의 성질을 가지고 있다. 이 점을 이용하여 서로의 단점을 보완하고 효능을 이용하여 빈혈과 냉증을 개선하고 피부 미용에 도움을 주게 되는 것이다.

진피 브로콜리 주스

*스트레스 해소, 피부미용

글을 쓰거나 생각을 많이 하는 사람들은 담배를 끊기가 참으로 어렵다고 한다. 설령 끊었다가도 장시간 생각을 하고 글을 쓰다 보면 여러 가지 방법을 동원하여 릴렉스와 정리를 반복하게 되는데 가장 좋은 방법 중의 하나가 담배라고 한다. 결국 이것은 일에서 오는 스트레스를 풀기 위한 방편인 것이다. 물론 담배의 폐해를 알면서도 어쩔 수 없고 또 그 담배로 인하여 스트레스를 받게 되는 악순환이 반복된다. 스트레스는 만병의 원인이다. 이런 스트레스를 말끔하게 떨쳐버리고 피로를 회복하면서 피부미용과 항암효과도 있는 주스가 바로 브로콜리 감잎 주스이다.

재료
브로콜리 1포기
진피 음료 150ml
사과 1/2개
감 1/2개

만드는 법
❶ 브로콜리는 손질하기 좋게 포기를 나누어 깨끗하게 씻어 살짝 데친다.
❷ 감과 사과는 껍질과 씨앗을 제거하고 적당한 크기로 썬다.
❸ 위의 재료를 함께 먼저 갈다가 감잎 음료를 넣고 다시 간다.
❹ 기호에 따라 꿀을 가미해도 좋다.

이럴 때 특히 좋아요
브로콜리에는 각종 비타민과 미네랄, 섬유질 등이 다양하게 함유되어 있을 뿐 아니라 철분과 비타민 C의 함량이 많아 최근 건강 채소로 각광을 받고 있다. 여기에 또 비타민 C의 보고인 감과 진피 음료를 더함으로써 피로회복은 물론 피부미용과 항암효과까지 가진 우수한 주스이다. 특히 풍부한 비타민 C의 작용으로 동맥경화를 예방하고 노화를 방지하여 성인병에도 매우 좋은 효과가 있으므로 노약자와 여성들 모두에게 좋다.

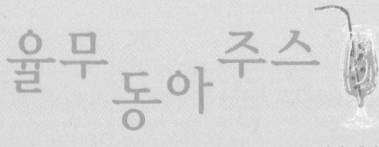

※ 비만 예방

재료
동아 50g
율무 음료 100ml
오이 50g

요즈음 여성들의 가장 큰 고민과 소망은 바로 비만과 날씬한 몸매를 가지는 것이다. 살을 빼기 위해서 갖은 방법을 다 동원할 뿐만 아니라 거기에 드는 비용 역시 만만하지 않다. 때문에 체형을 관리하며 식이요법을 적절히 잘 이용하는 것이 현명하지만 한마디로 누가 살이 찌고 싶어서 찌는 게 아닌 다음에야 어쩔 것인가. 때문에 조금이라도 비만의 고민을 덜고 싶다면 다른 음료 대신 율무 동아 주스를 애용해보면 어떨까.

만드는 법

❶ 동아는 깨끗이 다듬어 적당한 크기로 썬다.
❷ 오이 역시 껍질을 제거한 후 적당한 크기로 썬다.
❸ 율무는 오래 끓여서 믹서에 넣고 곱게 갈아서 사용해도 좋고 맑은 물만 받아 사용해도 좋다.
❹ 위의 재료를 함께 넣고 갈아서 마신다.

이럴 때 특히 좋아요

율무는 수분대사를 좋게 하는 작용을 한다. 따라서 체내의 수분대사 부진으로 인하여 소위 물살이 많아 비대해 보이는 사람들에게 좋다.
동아는 성질이 서늘하고 맛은 달며, 소변을 잘 나가게 하여 부기를 내리는데 좋으며 사포닌 성분이 있어서 기침을 자주 하거나 가래가 자주 생기는 사람에게도 좋다. 특히 성격이 급한 사람에게도 좋으며 다양한 요리로도 이용할 수 있다. 오이 역시 이뇨작용이 있어 비만한 사람들에게 좋은 야채이다. 이 세 가지 재료들이 함께 하여 강력한 수분배출작용을 해줌으로써 몸 안에 불필요한 수분이 정체되는 것을 막아 비만을 예방하게 되는 것이다.

산약 고구마 주스

* 변비 해소, 폐 기능 활성

재료
고구마 100g
산약 음료 150ml
생마 50g
당근 30g

잘 먹는 것은 매우 중한 문제이다. 그러나 잘 먹는 것만큼 잘 배설해내는 것 또한 매우 중요한 문제이다. 실제로 다양한 원인으로 인하여 변비증 때문에 고생하는 사람들의 숫자가 매우 많다고 한다.

현대병의 하나인 변비는 식생활이 변화하고 다양한 인스턴트 음식과 다변화된 생활양식과 정신적 스트레스 등에서 발생하는 경우가 많다. 또 근래 환경의 오염으로 인하여 폐기능이 약한 사람들도 많은데 이 때 고구마를 이용한 주스로 호흡기도 시원하고 뱃속도 시원한 주스를 만들어보자.

만드는 법

❶ 고구마는 껍질을 제거하고 적당한 크기로 썰어 냉수에 담가둔다.
❷ 마와 당근 역시 깨끗이 씻어 껍질을 벗기고 적당한 크기로 썬다.
❸ 위의 재료를 함께 넣고 한 번 갈아 준 다음 산약 음료를 넣고 다시 한 번 간다.

이럴 때 특히 좋아요

고구마는 성질이 약간 차지만 맛이 달다. 고구마와 당근에는 베타카로틴이 있어 담배를 피우는 사람들에게 매우 좋으며 폐암에도 효과가 좋은 야채이다.

고구마는 혈액 속의 콜레스테롤의 수치를 낮추는 작용을 하며 특히 고구마에 다량 함유된 식물성 섬유는 콜레스테롤을 배출시키며 장의 기능을 좋게 하여 소화기관을 튼튼하게 하고 대소변을 배출시키는데 좋은 식품이다. 여기에 산약 역시 소화기관을 튼튼하게 하며 남녀의 신장 기능을 강하게 할 뿐 아니라 보양제로써도 역할이 크다. 때문에 담배를 많이 피워 가슴이 답답하거나 변비로 고생하는 여성들에게 좋은 주스이다.

당귀미나리주스

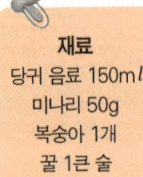

* 생리불순

재료
당귀 음료 150ml
미나리 50g
복숭아 1개
꿀 1큰 술

여성이 남성과 다른 점은 임신과 출산을 위하여 매월 일정간격으로 생리작용이 이루어진다는 점이다. 그리고 이 생리작용의 이상 유무에 따라 전체의 건강이 좌우되기도 하기 때문에 아주 중요하게 생각하여야 할 요소라는 점이다. 남성들이 이해하지 못하는 오묘한 여성의 신비가 여기에 있는 것이다.

따라서 건강한 생리작용은 그만큼의 건강한 여성을 표현하는 것이며 생리가 불순하면 어딘가 이상이 생길 뿐만 아니라 계속하여 갖은 부인과질환에 시달리게 되므로 주의를 해야 하는 것이다.

만드는 법

❶ 미나리는 깨끗하게 다듬어 적당한 크기로 썬다.
❷ 복숭아는 껍질을 벗기고 씨앗을 제거한 후 적당한 크기로 썬다.
❸ 준비한 두 재료에 당귀 음료를 넣고 함께 간다.
❹ 당귀 음료의 아린 맛을 제거하기 위하여 적당량의 꿀을 가미한다.

이럴 때 특히 좋아요

생리불순은 모든 여성의 적이다. 여성의 건강은 기본적으로 여기서부터 시작한다고 해도 과언이 아니다. 당귀는 여성질환에 매우 좋은 약이면서도 성질은 따뜻하고 맛은 약간 달다. 또 당귀는 미나리과의 다년생초로 뿌리를 말려서 쓰는 것인데 성질이 따뜻하여 몸이 찬 여성들의 혈액순환을 도와주고 피를 생성시켜 생리불순을 정상화시킨다.

미나리는 성질이 차기는 하지만 간 기능을 활성화시켜 주며 장의 운동을 활발하게 하여 변비 등을 없애 준다. 복숭아 역시 성질이 따뜻하며 혈액순환을 도와주기 때문에 여성들의 생리불순에 효과가 있는 것이다.

쑥 무 주스

* 냉증

불임의 원인 중에 냉증으로 인한 경우가 매우 많음을 볼 수 있다. 단적으로 여성의 냉증은 모든 질환의 출발점이다. 냉방시설의 발달과 여성들의 무분별한 노출은 심각한 여성질환을 불러오고 급기야 임신 전 자궁암의 발생빈도도 매우 높아졌다.

옛날 여성들의 경우 열악한 생활환경에도 불구하고 부인병이 많지 않았던 것은 황토 아궁이에 아침저녁으로 불을 때기 때문이었다. 하초를 덥혀줌으로써 하복부가 따뜻하기 때문에 부인과 질환이 없고 출산 역시 쉬웠던 것이다. 냉증을 개선하는 주스 간단하게 만들어 보자.

재료
쑥 음료 100ml
무 100g (먹어보고 맵지 않은 것으로 고른다)
꿀 1큰 술

만드는 법

❶ 쑥은 미리 달여 음료를 내어 식힌다.
❷ 무는 껍질째 깨끗이 씻어 적당한 크기로 썬다.
❸ 두 재료를 함께 넣고 간다.
❹ 맛을 보아가며 꿀을 가미한다.

이럴 때 특히 좋아요

쑥은 따뜻한 성질을 가지고 있어 부인병과 자궁출혈 등에도 좋을 뿐만 아니라 추위를 많이 타는 사람, 아랫배가 냉하여 복통과 설사를 자주 하는 사람에게도 효과가 있다. 또 손발이 항상 차고 아랫배가 차며 생리통이 있어 불임이 될 경우에도 효과가 좋은 약초이다. 무 역시 성질이 따뜻하고 소화효소인 디스타아제가 있어 소화를 도와줄 뿐 아니라 지방 분해 효소가 들어 있어 비만해소에도 도움이 된다. 또한 기를 내리는 작용을 하며 찬 음식을 먹을 때 함께 먹음으로써 이를 보완해준다. 여성들이 좋아하는 메밀냉면의 메밀은 매우 찬 성질의 음식이어서 무절임 김치를 함께 먹음으로써 찬 성질을 다스리는 것이다. 몸이 찬 여성들에게 권하는 주스이다.

인삼 바나나 주스

✳ 체력강화

재료
바나나 100g
수삼 50g
구운 마늘 10g
두유 150ml
꿀 1큰 술

　우리의 영약과 열대과일이 만나 체력을 강화하고 정력을 보강하는 음료로 다시 태어난다.
　진정한 힘은 자연식에서 우러나오는 것이다. 스태미나 보강을 위해 음료 하나라도 신경써서 마시는 것이 현명하지 않을까.

만드는 법

❶ 인삼은 흙이 없게 깨끗이 손질하여 토막을 낸다.
❷ 바나나는 적당한 크기로 자른다.
❸ 마늘은 껍질째 전자레인지(출력 : 강)에서 40초 정도 돌려준다(말랑해질 정도).
❹ 마늘을 식혀서 껍질을 벗기고 꼭지를 딴다.
❺ 준비된 재료와 두유를 함께 넣고 간 후 꿀을 넣어 다시 한 번 간다.

이럴 때 특히 좋아요

인삼은 두말할 필요가 없는 보약이다. 바나나는 탄수화물의 함유량이 많고 칼로리가 매우 높은 과일이다. 때문에 조금만 먹어도 허기를 면하게 되어 식사대용으로도 좋다. 바나나는 원래 성질이 찬 과일이지만 인삼과 함께 함으로써 냉성이 보완되는 것이다.
마늘은 이미 기원전부터 인증된 스태미나 식품이다. 다만 날것으로 먹거나 잘못 익히면 냄새가 많이 나기 때문에 꺼리는 사람이 많은데 껍질째 구우면 냄새가 많이 약해진다. 마늘은 뛰어난 항균·항암작용을 가지고 있으며 몸의 신진대사를 원활하게 해준다.
손발과 아랫배가 찬 사람에게도 좋으며 위액분비 촉진과 함께 혈액순환을 촉진시키며 혈중 콜레스테롤을 낮추어 각종 성인병에도 효과가 있다. 피로회복에도 효과가 있어 힘을 길러주는데 큰 도움이 된다. 따라서 쉽게 나른하고 피로가 많이 쌓인 현대인들에게 효과적인 음료이다.

가림출판사 · 가림M&B · 가림Let's에서 나온 책들

문학

바늘구멍
켄 폴리트 지음 / 홍영의 옮김 / 신국판 / 342쪽 / 5,300원

레베카의 열쇠
켄 폴리트 지음 / 손연숙 옮김 / 신국판 / 492쪽 / 6,800원

암병선
니시무라 쥬코 지음 / 홍영의 옮김 / 신국판 / 300쪽 / 4,800원

첫키스한 얘기 말해도 될까
김정미 외 7명 지음 / 신국판 / 228쪽 / 4,000원

사미인곡 上·中·下
김충호 지음 / 신국판 / 각 권 5,000원

이내의 끝자리
박수완 스님 지음 / 국판변형 / 132쪽 / 3,000원

너는 왜 나에게 다가서야 했는지
김충호 지음 / 국판변형 / 124쪽 / 3,000원

세계의 명언
편집부 엮음 / 신국판 / 322쪽 / 5,000원

여자가 알아야 할 101가지 지혜
제인 아서 엮음 / 지창국 옮김 / 4×6판 / 132쪽 / 5,000원

현명한 사람이 읽는 지혜로운 이야기
이정민 엮음 / 신국판 / 236쪽 / 6,500원

성공적인 표정이 당신을 바꾼다
마츠오 도오루 지음 / 홍영의 옮김 / 신국판 / 240쪽 / 7,500원

태양의 법
오오카와 류우호오 지음 / 민병수 옮김 / 신국판 / 246쪽 / 8,500원

영원의 법
오오카와 류우호오 지음 / 민병수 옮김 / 신국판 / 240쪽 / 8,000원

석가의 본심
오오카와 류우호오 지음 / 민병수 옮김 / 신국판 / 246쪽 / 10,000원

옛 사람들의 재치와 웃음
강형중·김경익 편저 / 신국판 / 316쪽 / 8,000원

지혜의 쉼터
쇼펜하우어 지음 / 김충호 엮음 / 4×6판 양장본 / 160쪽 / 4,300원

헤세가 너에게
헤르만 헤세 지음 / 홍영의 엮음 / 4×6판 양장본 / 144쪽 / 4,500원

사랑보다 소중한 삶의 의미
크리슈나무르티 지음 / 최윤영 엮음 / 신국판 / 180쪽 / 4,000원

장자-어찌하여 알 속에 털이 있다 하는가
홍영의 엮음 / 4×6판 / 180쪽 / 4,000원

논어-배우고 때로 익히면 즐겁지 아니한가
신도희 엮음 / 4×6판 / 180쪽 / 4,000원

맹자-가까이 있는데 어찌 먼 데서 구하려 하는가
홍영의 엮음 / 4×6판 / 180쪽 / 4,000원

아름다운 세상을 만드는 사랑의 메시지 365
DuMont monte Verlag 엮음 / 정성호 옮김 / 4×6판 변형 양장본 / 240쪽 / 8,000원

황금의 법
오오카와 류우호오 지음 / 민병수 옮김 / 신국판 / 320쪽 / 12,000원

왜 여자는 바람을 피우는가?
기젤라 룬테 지음 / 김현성·진정미 옮김 / 국판 / 200쪽 / 7,000원

건강

식초건강요법 건강식품연구회 엮음 / 신재용(해성한의원 원장) 감수
가장 쉽게 구할 수 있고 경제적인 식품이면서 상상할 수 없을 정도로 뛰어난 약효를 지닌 식초의 모든 것을 담은 건강지침서!
신국판 / 224쪽 / 6,000원

아름다운 피부미용법 이순희(한독피부미용학원 원장) 지음
피부조직에 대한 기초 이론과 우리 몸의 생리를 알려줌으로써 아름다운 피부, 젊은 피부를 오래 유지할 수 있는 비결 제시!
신국판 / 296쪽 / 6,000원

버섯건강요법 김병각 외 6명 지음
종양 억제율 100%에 가까운 96.7%를 나타내는 기적의 약용버섯 등 신비의 버섯을 통하여 암을 치료하고 비만, 당뇨, 고혈압, 동맥경화 등 각종 성인병 예방을 위한 생활 건강 지침서!
신국판 / 286쪽 / 8,000원

성인병과 암을 정복하는 유기게르마늄
이상현 편저 / 카오 샤오이 감수
최근 들어 각광을 받고 있는 새로운 치료제인 유기게르마늄을 통한 성인병, 각종 암의 치료에 대해 상세히 소개.
신국판 / 312쪽 / 9,000원

난치성 피부병 생약효소연구원 지음
현대의학으로도 치유불가능했던 난치성 피부병인 건선·아토피(태열)의 완치요법이 수록된 건강 지침서.
신국판 / 232쪽 / 7,500원

新 방약합편 정도명 편역
자신의 병을 알고 증세에 맞춰 스스로 처방을 할 수 있고 조제할 수 있는 보약 506가지 수록. 신국판 / 416쪽 / 15,000원

자연치료의학 오홍근(신경정신과 의학박사·자연의학박사) 지음
대한민국 최초의 자연의학박사가 밝힌 신비의 자연치료의학으로 자연산물을 이용하여 부작용 없이 치료하는 건강 생활 비법 공개!! 신국판 / 472쪽 / 15,000원

약초의 활용과 가정한방 이인성 지음
주변의 흔한 식물과 약초를 활용하여 각종 질병을 간편하게 예방·치료할 수 있는 비법제시.
신국판 / 384쪽 / 8,500원

역전의학 이시하라 유미 지음 / 유태종 감수
일반상식으로 알고 있는 건강상식에 대해 전혀 새로운 관점에서 비판하고 아울러 새로운 방법들을 제시한 건강 혁명 서적!!
신국판 / 286쪽 / 8,500원

이순희의 순수피부미용법 이순희(한독피부미용학원 원장) 지음
자신의 피부에 맞는 관리법으로 스스로 피부관리를 할 수 있는 방법을 제시하고 책 속 부록으로 천연팩 재료 사전과 피부 타입별 팩 고르기.
신국판 / 304쪽 / 7,000원

21세기 당뇨병 예방과 치료법 이현철(연세대 의대 내과 교수) 지음
세계 최초 유전자 치료법을 개발한 저자가 당뇨병과 대항하여 가장 확실하게 이길 수 있는 당뇨병에 대한 올바른 이론과 발병 시 대처 방법을 상세히 수록! 신국판 / 360쪽 / 9,500원

신재용의 민의학 동의보감 신재용(해성한의원 원장) 지음
주변의 흔한 먹거리를 이용해 신비의 명약이나 보약으로 활용할 수 있는 건강 지침서로서 저자가 TV나 라디오에서 다 밝히지 못한 한방 및 민간요법까지 상세히 수록!!

신국판 / 476쪽 / 10,000원

치매 알면 치매 이긴다 배오성(백상한방병원 원장) 지음
B.O.S.요법으로 뇌세포의 기능을 활성화시키고 엔돌핀의 분비 효과를 극대화시켜 증상에 맞는 한양 처방을 병행하여 치매를 치유하는 획기적인 치유법 제시. 신국판 / 312쪽 / 10,000원

21세기 건강혁명 밥상 위의 보약 생식 최경순 지음
항암식품으로, 다이어트식으로, 젊고 탄력있는 피부를 유지할 수 있게 해주는 자연식으로의 생식을 소개하여 현대인들의 건강 길잡이가 되도록 하였다. 신국판 / 348쪽 / 9,800원

기치유와 기공수련 윤한홍(기치유 연구회 회장) 지음
누구나 노력만 하면 개발할 수 있고 활용할 수 있는 기 수련 방법과 기치유 개발 방법 소개. 신국판 / 340쪽 / 12,000원

만병의 근원 스트레스 원인과 퇴치 김지혁(김지혁한의원 원장) 지음
만병의 근원인 스트레스를 속속들이 파헤치고 예방법까지 속시원하게 제시!! 신국판 / 324쪽 / 9,500원

김종성 박사의 뇌졸중 119 김종성 지음
우리나라 사망원인 1위. 뇌졸중 분야의 최고 권위자인 저자가 일상생활에서의 건강관리부터 환자간호에 이르기까지 뇌졸중의 예방, 치료법 등 모든 것 수록. 신국판 / 356쪽 / 12,000원

탈모 예방과 모발 클리닉 장정훈 · 전재홍 지음
미용적인 측면과 우리가 일상적으로 고민하고 궁금해 하는 털에 관한 내용들을 다양하고 재미있게 예들을 들어가면서 흥미롭게 풀어간 것이 이 책의 특징. 신국판 / 252쪽 / 8,000원

구태규의 100% 성공 다이어트 구태규 지음
하이틴 영화배우의 다이어트 체험서. 저자만의 다이어트법을 제시하면서 바람직한 다이어트에 대해서도 알려준다. 건강하게 날씬해지고 싶은 사람들을 위한 필독서!
4×6배판 변형 / 240쪽 / 9,900원

암 예방과 치료법 이춘기 지음
암환자와 가족들을 위해서 암의 치료방법에서부터 합병증의 예방 및 암이 생기기 전에 알 수 있는 방법에 이르기까지 상세하게 해설해 놓은 책. 신국판 / 296쪽 / 11,000원

알기 쉬운 위장병 예방과 치료법 민영일 지음
소화기관인 위와 관련 기관들의 여러 질환을 발병 원인, 증상, 치료법을 중심으로 알기 쉽게 해설해 놓은 건강서.
신국판 / 328쪽 / 9,900원

이온 체내혁명 노보루 야마노이 지음 / 김병관 옮김
새로운 건강관리 이론으로 주목을 받고 있는 음이온을 통해 건강을 돌볼 수 있는 방법 제시. 신국판 / 272쪽 / 9,500원

어혈과 사혈요법 정지천 지음
침과 부항요법 등을 사용하여 모든 질병을 다스릴 수 방법과 우리 주변에서 흔하게 접할 수 있는 각 질병의 상황별 처치를 혈자리 그림과 함께 해설. 신국판 / 308쪽 / 12,000원

약손 경락마사지로 건강미인 만들기 고정환 지음
경락과 민족 고유의 정신 약손을 결합시킨 약손 성형경락 마사지로 수술하지 않고도 자신이 원하는 부위를 고치는 방법을 제시하는 건강 미용서. 4×6배판 변형 / 284쪽 / 15,000원

정유정의 LOVE DIET 정유정 지음
널리 알려진 온갖 다이어트 방법으로 살을 빼려고 노력했던 저자의 고통스러웠던 다이어트 체험담이 실려 있어 지금 살 때문에 고민하는 사람들이 가슴에 와 닿는 나만의 다이어트 계획을 나름대로 세울 수 있을 것이다. 4×6배판 변형 / 196쪽 / 10,500원

머리에서 발끝까지 예뻐지는 부분다이어트 신상만 · 김선민 지음
한약을 먹거나 살을 빼는 방법, 아로마요법을 이용한 다이어트법, 운동을 이용한 부분비만 해소법 등이 실려 있으므로 나에게 맞는 방법을 선택해 날씬하고 예쁜 몸매를 만들 수 있을 것이다. 4×6배판 변형 / 196쪽 / 11,000원

알기 쉬운 심장병 119 박승정 지음
심장병에 관해 심장질환이 생기는 원인, 증상, 치료법을 중심으로 내용을 상세하게 해설해 놓은 건강서.
신국판 / 248쪽 / 9,000원

알기 쉬운 고혈압 119 이정균 지음
생활 속의 고혈압에 관해 일반인들이 관심을 가지고 예방할 수 있도록 고혈압의 원인, 증상, 합병증 등을 상세하게 해설해 놓은 건강서. 신국판 / 304쪽 / 10,000원

여성을 위한 부인과질환의 예방과 치료 차선희 지음
남들에게는 말할 수 없는 증상들로 고민하고 있는 여성들을 위해 부인암, 골다공증, 빈혈 등의 부인과질환을 원인 및 치료방법을 중심으로 설명한 여성건강 정보서. 신국판 / 304쪽 / 10,000원

알기 쉬운 아토피 119 이승규 · 임승엽 · 김문호 · 안유일 지음
감기처럼 흔하지만 암만큼 무서운 아토피 피부염의 원인에서부터 증상, 치료방법, 임상사례, 민간요법을 적용한 환자들의 경험담 등 수록. 신국판 / 232쪽 / 9,500원

120세에 도전한다 이권행 지음
아프지 않고 건강하게 오래 살기를 바라는 현대인들에게 우리 체질에 맞는 식생활습관, 심신 활동, 생활습관, 체질별 · 나이별 양생법을 소개. 장수하고픈 독자들의 궁금증을 풀어줄 것이다.
신국판 / 308쪽 / 11,000원

건강과 아름다움을 만드는 요가 정판식 지음
책을 보고서 집에서 혼자서도 할 수 있는 요가법 수록. 각종 질병에 따른 요가 수정체조법도 같이 있으며, 별책 부록으로 한눈에 보는 요가 차트 수록. 4×6배판 변형 / 224쪽 / 14,000원

우리 아이 건강하고 아름다운 롱다리 만들기 김성훈 지음
키 작은 우리 아이를 롱다리로 만드는 비법공개. 식사습관과 생활습관만의 변화로도 키를 크게 할 수 있으므로 키 작은 자녀를 둔 부모의 고민을 해결해 준다. 대국전판 / 236쪽 / 10,500원

알기 쉬운 허리디스크 예방과 치료 이종서 지음
전문가들의 의견, 허리병의 치료에서 가장 중요한 운동치료, 허리디스크와 요통에 관해 언론에서 잘못 소개된 기사나 과장 보도한 기사, 대상이 광범위함으로써 생기고 있는 사이비 의술 및 상업적인 의술을 시행하는 상업적인 병원 등을 소개함으로써 허리병을 앓고 있는 사람들에게 정확하고 올바른 지식을 전달하고자 하는 길잡이서. 대국전판 / 336쪽 / 12,000원

소아과 전문의에게 듣는 알기 쉬운 소아과 119 신영규 · 이강우 · 최성항 지음
새내기 엄마, 아빠를 위해 올바른 육아법을 제시하고 각종 질병에 대한 치료법 및 예방법, 응급처치법을 소개.
4×6배판 변형 / 280쪽 / 14,000원

피가 맑아야 건강하게 오래 살 수 있다 김영찬 지음
현대인이 앓고 있는 고혈압, 당뇨병, 심장병 등은 피가 끈적거리고 혈관이 너덜거려서 생기는 질병이다. 이러한 성인병을 치료하려면 식이요법, 생활습관 개선 등을 통해 피를 맑게 해야 한다. 이 책에서는 피를 맑게 하기 위해 필요한 처방, 생활습관 개선법을 한의학적 관점에서 상세하게 설명하고 있다.
신국판 / 256쪽 / 10,000원

웰빙형 피부 미인을 만드는 나만의 셀프 피부건강 양해원 지음
모든 사람들이 관심 있어 하는 피부 관리를 집에서 할 수 있게 해주는 실용서. 집에서 간단하게 만들 수 있는 화장수, 팩 등을 소개하여 손안의 미용서 역할을 하고 있다.
대국전판 / 144쪽 / 10,000원

내 몸을 살리는 생활 속의 웰빙 항암 식품 이승남 지음
암=사형 선고라는 고정 관념을 깨라는 전제 아래 우리 밥상에서 흔히 볼 수 있는 먹거리로 암을 예방하며 치료하는 방법 소개. 암환자와 그 가족들에게 희망을 안겨 줄 것이다.
대국전판 / 248쪽 / 9,800원

마음한글, 느낌한글 박완식 지음
훈민정음의 창제원리를 이용한 한글명상, 한글요가, 한글체조로 지금까지의 요가나 명상과는 차원이 다른 더욱 더 효과적인 수련으로 이제 당신 앞에 새로운 세계가 펼쳐진다.
4×6배판 / 300쪽 / 15,000원

웰빙 동의보감식 발마사지 10분 최미희 지음, 신재용 감수
발이 병나면 몸에도 병이 생긴다. 우리 몸 중에서 가장 천대받으면서도 가장 많은 일을 하는 발을 새롭게 인식하는 추세에 맞추어 발을 가꾸어 건강을 지키는 방법 제시. 각 질병별 발마사지 방법, 부위를 구체적으로 설명하고 있다. 텔레비전을 보면서 하는 15분의 발마사지가 피로를 풀어주고 건강을 지켜줄 것이다.
4×6배판 변형 / 204쪽 / 13,000원

아름다운 몸, 건강한 몸을 위한 목욕 건강 30분 임하성 지음
우리가 흔히 대수롭지 않게 여기고 하는 습관 중에 하나가 목욕일 것이다. 그러나 이제 목욕도 건강과 관련시켜 올바른 방법으로 해야 한다. 웰빙 시대, 웰빙 라이프에 맞는 올바른 목욕법을 피부 관리 및 우리들의 생활 패턴에 맞추어 제시해 본다.
대국전판 / 176쪽 / 9,500원

내가 만드는 한방생주스 60 김영섭 지음
일반적인 과일·야채 주스에 21가지 한약재로 기본 음료를 만들어 맛과 영양을 고루 갖춘 최초의 웰빙 한방 건강음료 만드는 법 60가지 수록!! 각 음료마다 만드는 법과 효능을 실어 우리 가족 건강을 지키는 건강지침서의 역할을 한다.
국판 / 112쪽 / 7,000원

교 육

우리 교육의 창조적 백색혁명
원상기 지음 / 신국판 / 206쪽 / 6,000원

현대생활과 체육
조창남 외 5명 공저 / 신국판 / 340쪽 / 10,000원

퍼펙트 MBA
IAE유학네트 지음 / 신국판 / 400쪽 / 12,000원

유학길라잡이Ⅰ- 미국편
IAE유학네트 지음 / 4×6배판 / 372쪽 / 13,900원

유학길라잡이Ⅱ- 4개국편
IAE유학네트 지음 / 4×6배판 / 348쪽 / 13,900원

조기유학길라잡이.com
IAE유학네트 지음 / 4×6배판 / 428쪽 / 15,000원

현대인의 건강생활
박상호 외 5명 공저 / 4×6배판 / 268쪽 / 15,000원

천재아이로 키우는 두뇌훈련
나카마츠 요시로 지음 / 민병수 옮김
머리가 좋은 아이로 키우기 위한 환경 만들기, 식사, 운동 등 연령별 두뇌 훈련법 소개. 국판 / 288쪽 / 9,500원

두뇌혁명 나카마츠 요시로 지음 / 민병수 옮김
『뇌내혁명』 하루야마 시게오의 추천작!! 어른들을 위한 두뇌 개발서로, 풍요로운 인생을 만들기 위한 '뇌'와 '몸' 자극법 제시.
4×6판 양장본 / 288쪽 / 12,000원

테마별 고사성어로 익히는 한자
김영익 지음 / 4×6배판 변형 / 248쪽 / 9,800원

生 공부비법 이은승 지음
국내 최초 수학과외 수출의 주인공 이은승이 개발한 자기만의 맞춤식 공부학습법 소개. 공부도 하는 법을 알면 목표를 달성할 수 있다고 용기를 북돋우어 주는 실전 공부 비법서.
대국전판 / 272쪽 / 9,500원

자녀를 성공시키는 습관만들기 배은경 지음
성공하는 자녀를 꿈꾸는 부모들이 알아야 할 자녀 교육법 소개. 부모는 자녀 인생의 주연이 아님을 알아야 하며, 부모의 좋은 습관, 건전한 생각이 자녀의 성공 인생을 가져온다는 내용을 담은 부모 및 자녀 모두를 위한 자기 계발서. 대국전판 / 232쪽 / 9,500원

취미·실용

김진국과 같이 배우는 와인의 세계 김진국 지음
포도주 역사에서 분류, 원료 포도의 종류와 재배, 양조·숙성·저장, 시음법, 어울리는 요리와 와인의 유통과 소비, 와인 시장의 현황과 전망, 와인 판매 요령, 와인의 보관과 재고의 회전, '와인 양조 비밀의 모든 것'을 동영상으로 담은 CD까지, 와인의 모든 것이 담긴 종합학습서.
국배판 변형양장본(올 컬러판) / 208쪽 / 30,000원

경제·경영

CEO가 될 수 있는 성공법칙 101가지
김승룡 편역 / 신국판 / 320쪽 / 9,500원

정보소프트 김승룡 지음 / 신국판 / 324쪽 / 6,000원

기획대사전 다카하시 겐코 지음 / 홍영의 옮김
기획에 관련된 모든 사항을 실례와 도표를 통하여 초보자에서 프로기획맨에 이르기까지 효율적으로 활용할 수 있도록 체계적으로 총망라하였다. 신국판 / 552쪽 / 19,500원

맨손창업·맞춤창업 BEST 74 양혜숙 지음
창업대행 현장 전문가가 추천하는 유망업종을 7가지 주제별로 나누어 수록한 맞춤창업서로 창업예비자들에게 창업의 길을 밝혀줄 발로 뛰면서 만든 실무 지침서!! 신국판 / 416쪽 / 12,000원

무자본, 무점포 창업! FAX 한 대면 성공한다
다카시로 고시 지음 / 홍영의 옮김 / 신국판 / 226쪽 / 7,500원

성공하는 기업의 인간경영
중소기업 노무 연구회 편저 / 홍영의 옮김
무한경쟁시대에서 각 기업들의 다양한 경영 실태 속에서 인사·노무 관리 개선에 있어서 기업의 효율을 높이고 발전을 이룰 수 있는 원칙을 제시. 신국판 / 368쪽 / 11,000원

21세기 IT가 세계를 지배한다 김광희 지음
21세기 화두로 떠오른 IT혁명의 경쟁력에 대해서 전문가의 논리적이고 철저한 해설과 더불어 매장 끝까지 실제 사례를 곁들여 설명. 신국판 / 380쪽 / 12,000원

경제기사로 부자아빠 만들기 김기태·신현태·박근수 공저
날마다 배달되는 경제기사를 꼼꼼히 챙겨보는 사람만이 현대생활에서 부자가 될 수 있다. 언론인의 현장감각과 학자의 전문성을 접목시킨 것이 이 책의 특성! 누구나 이 책을 읽고 경제원리를 체득, 경제예측을 할 수 있게 준비된 생활경제서적.
신국판 / 388쪽 / 12,000원

포스트 PC의 주역 정보가전과 무선인터넷 김광희 지음
포스트 PC의 주역으로 급부상하고 있는 정보가전과 무선인터넷 그리고 이를 구현하기 위한 관련 테크놀러지를 체계적으로 소개. 신국판 / 356쪽 / 12,000원

성공하는 사람들의 마케팅 바이블 채수명 지음
최근의 이론을 보완하여 내놓은 마케팅 관련 실무서. 마케팅의 정보전략, 핵심요소, 컨설팅실무까지 저자의 노하우와 창의적인 이론이 결합된 마케팅서. 신국판 / 328쪽 / 12,000원

느린 비즈니스로 돌아가라
사카모토 게이치 지음 / 정성호 옮김
미국식 스피드 경영에 익숙해져 현실의 오류를 간과하고 있는

사람들을 위한 어떻게 팔 것인가보다 무엇을 팔 것인가를 설명하는 마케팅 컨설턴트의 대안 제시서! 신국판 / 276쪽 / 9,000원

적은 돈으로 큰돈 벌 수 있는 부동산 재테크 이원재 지음
700만 원으로 부동산 재테크에 뛰어들어 100배 불린 저자가 부동산 재테크를 계획하고 있는 사람들이 반드시 알아두어야 할 내용을 경험담을 담아 해설해 놓은 경제서.
신국판 / 340쪽 / 12,000원

바이오혁명 이주영 지음
21세기 국가간 경쟁부문으로 새로이 떠오르고 있는 바이오혁명에 관한 기초지식을 언론사에 몸담고 있는 현직 기자가 아주 쉽게 해설해 놓은 바이오 가이드서. 바이오 관련 용어 해설 수록.
신국판 / 328쪽 / 12,000원

성공하는 사람들의 자기혁신 경영기술 채수명 지음
자기 계발을 통한 신지식 자기경영마인드를 갖추어야 한다는 전제 아래 그 방법을 자세하게 알려주는 자기계발 지침서.
신국판 / 344쪽 / 12,000원

CFO 교텐 토요오 · 타하라 오키시 지음 / 민병수 옮김
일반인들에게 생소한 용어인 CFO, 즉 최고 재무책임자의 역할이 지금까지와는 완전히 달라져야 한다. 기업을 이끌어가는 새로운 키잡이로서의 CFO의 역할, 위상 등을 일본의 기업을 중심으로 하여 알아보고 바람직한 방향을 제시한다.
신국판 / 312쪽 / 12,000원

네트워크시대 네트워크마케팅 임동학 지음
학력, 사회적 지위 등에 관계 없이 자신이 노력한 만큼 돈을 벌 수 있는 네트워크마케팅에 관해 알려주는 안내서.
신국판 / 376쪽 / 12,000원

성공리더의 7가지 조건 다이앤 트레이시 · 윌리엄 모건 지음 / 지창영 옮김
개인과 팀, 조직관계의 개선을 위한 방향제시 및 실천을 위한 안내자 역할을 해주는 책. 현장에서 활용할 수 있는 실용서.
신국판 / 360쪽 / 13,000원

김종결의 성공창업 김종결 지음
누구나 창업을 할 수는 있지만 아무나 돈을 버는 것은 아니다라는 전제 아래 증권 연기자로서, 음식점 사장님으로 성공한 탤런트 김종결의 성공비결을 통해 창업전략과 성공전략을 제시한다.
신국판 / 340쪽 / 12,000원

최적의 타이밍에 내 집 마련하는 기술 이원재 지음
부동산을 통한 재테크의 첫걸음 '내 집 마련'의 결정판. 체계적이고 한눈에 쏙 들어 오는 '내 집 장만 과정'을 쉽게 풀어놓은 부동산재테크서. 신국판 / 248쪽 / 10,500원

컨설팅 세일즈 Consulting sales 임동학 지음
발로 뛰는 영업이 아니라 머리로 하는 영업이 절실히 요구되는 시대 상황에 맞추어 고객지향의 세일즈, 과제해결 세일즈, 구매자와 공급자 간에 서로 만족하는 세일즈법 제시.
대국전판 / 336쪽 / 13,000원

연봉 10억 만들기 김농주 지음
연봉으로 말해지는 임금을 재테크 하여 부자가 될 수 있는 방법 제시. 고액의 연봉을 받기 위해서 개인이 갖추어야 할 실무적능력, 태도, 마음가짐, 재테크 수단 등을 각 주제에 따라 구체적으로 제시함으로써 부자를 꿈꾸는 사람들이 그 희망을 이룰 수 있게 해준다. 국판 / 216쪽 / 10,000원

주5일제 근무에 따른 한국형 주말창업 최효진 지음
우리나라 실정에 맞는 주말창업 아이템의 제시 및 창업시 필요한 정보를 얻을 수 있는 곳, 주의해야 할 점, 실전 인터넷 쇼핑몰 창업, 표준사업계획서 등을 수록하여 지금 당장이라도 내 사업을 할 수 있게 해주는 창업 길라잡이.
신국판 변형 양장본 / 216쪽 / 10,000원

돈 되는 땅 안 되는 땅 김영준 지음
부동산 틈새시장에서 성공하는 투자 노하우를 신행정수도 예정지 및 고속철도 역세권 등 투자 유망지역을 중심으로 완벽하게 수록해 놓은 부동산 재테크서. 신국판 / 300쪽 / 13,000원

돈 버는 회사로 만들 수 있는 109가지
다카하시 도시노리 지음 / 민병수 옮김
회사경영에서 경영자가 꼭 알아야 할 기본 사항 수록. 내용이 항목별로 정리되어 있어 원하는 자료를 바로 찾아 볼 수 있는 것이 최대의 장점. 이 책을 통해서 불필요한 군살을 빼고 강한 근육질을 가진 돈 버는 회사를 만들어 보자. 신국판 / 344쪽 / 13,000원

프로는 디테일에 강하다 김미현 지음
탄탄하게 자리를 잡은 15군데 중소기업의 여성 CEO들이 회사를 운영하면서 겪은 어려움, 기쁨 등을 자서전 형식을 빌어 솔직담백하게 얘기했다. 예비 창업자들을 위한 조언, 경영 철학, 성공 요인도 담고 있어 창업을 준비하는 사람들에게 도움이 될 것이다. 신국판 / 248쪽 / 9,000원

주 식

개미군단 대박맞이 주식투자 홍성걸(한양증권 투자분석팀 팀장) 지음
초보에서 인터넷을 활용한 주식투자까지 필자의 현장에서의 경험을 바탕으로 한 주식 성공전략의 모든 정보 수록.
신국판 / 310쪽 / 9,500원

알고 하자! 돈 되는 주식투자 이길영 외 2명 공저
일본과 미국의 주식시장을 철저한 분석과 데이터화를 통해 한국 주식시장의 투자의 흐름을 파악함으로써 한국 주식시장에서의 확실한 성공전략 제시!! 신국판 / 388쪽 / 12,500원

항상 당하기만 하는 개미들의 매도 · 매수타이밍 999% 적중 노하우
강경무 지음
승부사를 꿈꾸며 와신상담하는 모든 이들에게 희망의 등불이 될 것을 확신하는 Jusicman이 주식시장에서 돈벌고 성공할 수 있는 비결 전격공개!! 신국판 / 336쪽 / 12,000원

부자 만들기 주식성공클리닉 이창희 지음
저자의 경험담을 섞어서 주식이란 무엇인가를 풀어서 써놓은 주식입문서. 초보자와 자신을 성찰해볼 기회를 가지려는 기존의 투자자를 위해 태어났다. 신국판 / 372쪽 / 11,500원

선물 · 옵션 이론과 실전매매 이창희 지음
선물과 옵션시장에서 일반인들이 실패하는 원인을 분석하고, 반드시 지켜야 할 투자원칙에 따라 유형별로 실전 매매 테크닉을 터득할수록 투자를 성공적으로 할 수 있게 한 지침서!!
신국판 / 372쪽 / 12,000원

너무나 쉬워 재미있는 주가차트 홍성무 지음
주식시장에서는 차트 분석을 통해 주가를 예측하는 투자자만이 주식투자에서 성공하므로 차트에서 급소를 신속, 정확하게 뽑아내 매매타이밍을 잡는 방법을 알려주는 주식투자 지침서.
4×6배판 / 216쪽 / 15,000원

역 학

역리종합 만세력 정도명 편저 / 신국판 / 532쪽 / 10,500원
작명대전 정보국 지음 / 신국판 / 460쪽 / 12,000원
하락이수 해설 이천교 편저 / 신국판 / 620쪽 / 27,000원
현대인의 창조적 관상과 수상
백운산 지음 / 신국판 / 344쪽 / 9,000원
대운용신영부적 정재원 지음 / 신국판 양장본 / 750쪽 / 39,000원
사주비결활용법 이세진 지음 / 신국판 / 392쪽 / 12,000원

컴퓨터세대를 위한 新 성명학대전
박용찬 지음 / 신국판 / 388쪽 / 11,000원

길흉화복 꿈풀이 비법
백운산 지음 / 신국판 / 410쪽 / 12,000원

새천년 작명컨설팅 정재원 지음 / 신국판 / 470쪽 / 13,000원

백운산의 신세대 궁합 백운산 지음 / 신국판 / 304쪽 / 9,500원

동자삼 작명학 남시모 지음 / 신국판 / 496쪽 / 15,000원

구성학의 기초 문길여 지음 / 신국판 / 412쪽 / 12,000원

법률 일반

여성을 위한 성범죄 법률상식 조명원(변호사) 지음
성희롱에서 성폭력범죄까지 여성이기 때문에 특히 말 못하고 당해야만 했던 이 땅의 여성들을 위한 성범죄 법률상식서. 사례별 법적 대응방법 제시. 신국판 / 248쪽 / 8,000원

아파트 난방비 75% 절감방법 고영근 지음
예비역 공군소장이 잘못 부과된 아파트 난방비를 최고 75%까지 줄일 수 있는 방법을 구체적인 법적 근거를 토대로 작성한 아파트 난방비 절감방법 제시. 신국판 / 238쪽 / 8,000원

일반인이 꼭 알아야 할 절세전략 173선
최성호(공인회계사) 지음
세법을 제대로 알면 돈이 보인다. 현직 공인중계사가 알려주는 합리적으로 세금을 덜 내고 돈을 버는 절세전략의 모든 것!
신국판 / 392쪽 / 12,000원

변호사와 함께하는 부동산 경매 최환주(변호사) 지음
새 상가건물임대차보호법에 따른 권리분석과 채무자나 세입자의 권리방어기법은 제시한다. 또한 새 민사집행법에 따른 각 사례별 해설도 수록. 신국판 / 404쪽 / 13,000원

혼자서 쉽고 빠르게 할 수 있는 소액재판 김재용·김종철 공저
나홀로 소액재판을 할 수 있도록 소장작성에서 판결까지의 실제 재판과정을 상세하게 수록하여 이 책 한 권이면 모든 것을 완벽하게 해결할 수 있다. 신국판 / 312쪽 / 9,500원

"술 한 잔 사겠다"는 말에서 찾아보는 채권·채무 변환철(변호사) 지음
일반인들이 꼭 알아야 할 채권·채무에 관한 법률 사항을 빠짐없이 수록. 신국판 / 408쪽 / 13,000원

알기쉬운 부동산 세무 길라잡이 이건우(세무서 재산계장) 지음
부동산에 관련된 모든 세금을 알기 쉽게 단계별로 해설. 합리적이고 탈세가 아닌 적법한 절세법 제시. 신국판 / 400쪽 / 13,000원

알기쉬운 어음, 수표 길라잡이 변환철(변호사) 지음
어음, 수표의 발행에서부터 도난 또는 분실한 경우의 공시최고와 제권판결에 이르기까지 어음, 수표 관련 법률사항을 쉽고도 상세하게 압축해 놓은 생활법률서. 신국판 / 328쪽 / 11,000원

제조물책임법 강동근(변호사)·윤종성(검사) 공저
제품의 설계, 제조, 표시상의 결함으로 소비자가 피해를 입었을 때 제조업자가 배상책임을 져야 하는 제조물책임 시대를 맞아 제조업자가 갖춰야 할 법률적 지식을 조목조목 설명해 놓은 법률서. 신국판 / 368쪽 / 13,000원

알기 쉬운 주5일근무에 따른 임금·연봉제 실무
문강분(공인노무사) 지음
최근의 행정해석과 판례를 중심으로 임금관련 문제를 정리하고 기업에서 관심이 많은 연봉제 및 성과배분제, 비정규직문제, 여성근로자문제 등의 이슈들과 주40시간제 법개정, 퇴직연금제 도입 등 최근의 법·시행령 개정사항을 모두 수록한 임금·연봉제 실무 지침서. 4×6배판 변형 / 544쪽 / 35,000원

변호사 없이 당당히 이길 수 있는 형사소송 김대환 지음
우리 생활과 함께 숨쉬는 형사법 서식을 구체적인 사례와 함께 소개, 내 손으로 간결하고 명확한 고소장·항소장·상고장 등 형사소송서식을 작성할 수 있다. 형사소송 관련 서식 CD 수록.
신국판 / 304쪽 / 13,000원

변호사 없이 당당히 이길 수 있는 민사소송 김대환 지음
민사, 호적과 가사를 포함한 생활과 밀접한 관련이 있는 생활법률 전반을 보통 사람들이 가장 궁금해하는 내용을 위주로 하여 사례를 들어가며 아주 쉽게 풀어놓은 민사 실무서.
신국판 / 412쪽 / 14,500원

혼자서 해결할 수 있는 교통사고 Q&A 조명원(변호사) 지음
현실에서 본인이 아무리 원하지 않더라도 운명처럼 누구에게나 닥칠 수 있는 교통사고 문제를 사례, 각급 법원의 주요 판례와 함께 정리하여 일반인들도 쉽게 이해할 수 있도록 내용 구성.
신국판 / 336쪽 / 12,000원

생활법률

부동산 생활법률의 기본지식 대한법률연구회 기음 / 김인중(변호사) 감수 / 신국판 / 480쪽 / 12,000원

고소장·내용증명 생활법률의 기본지식
하태웅(변호사) 지음 / 신국판 / 440쪽 / 12,000원

노동 관련 생활법률의 기본지식
남동희(공인노무사) 지음 / 신국판 / 528쪽 / 14,000원

외국인 근로자 생활법률의 기본지식
남동희(공인노무사) 지음 / 신국판 / 400쪽 / 12,000원

계약작성 생활법률의 기본지식
이상도(변호사) 지음 / 신국판 / 560쪽 / 14,500원

지적재산 생활법률의 기본지식 이상도(변호사)·조의제(변리사) 공저 / 신국판 / 496쪽 / 14,000원

부당노동행위와 부당해고 생활법률의 기본지식
박영수(공인노무사) 지음 / 신국판 / 432쪽 / 14,000원

주택·상가임대차 생활법률의 기본지식
김운용(변호사) 지음 / 신국판 / 480쪽 / 14,000원

하도급거래 생활법률의 기본지식
김진흥(변호사) 지음 / 신국판 / 440쪽 / 14,000원

이혼소송과 재산분할 생활법률의 기본지식
박동섭(변호사) 지음 / 신국판 / 460쪽 / 14,000원

부동산등기 생활법률의 기본지식
정상태(법무사) 지음 / 신국판 / 456쪽 / 14,000원

기업경영 생활법률의 기본지식
안동섭(단국대 교수) 지음 / 신국판 / 466쪽 / 14,000원

교통사고 생활법률의 기본지식
박정무(변호사)·전병찬 공저 / 신국판 / 480쪽 / 14,000원

소송서식 생활법률의 기본지식
김대환 지음 / 신국판 / 480쪽 / 14,000원

호적·가사소송 생활법률의 기본지식
정주수(법무사) 지음 / 신국판 / 516쪽 / 14,000원

상속과 세금 생활법률의 기본지식
박동섭(변호사) 지음 / 신국판 / 480쪽 / 14,000원

담보·보증 생활법률의 기본지식
류창호(법학박사) 지음 / 신국판 / 436쪽 / 14,000원

소비자보호 생활법률의 기본지식
김성천(법학박사) 지음 / 신국판 / 504쪽 / 15,000원

판결·공정증서 생활법률의 기본지식
정상태(법무사) 지음 / 신국판 / 312쪽 / 13,000원

처세

성공적인 삶을 추구하는 여성들에게 우먼파워 조안 커너 · 모이라 레이너 공저 / 지창영 옮김
사회의 여성을 향한 냉대와 편견의 벽을 깨뜨리고 성공적인 삶을 이루려는 여성들이 갖추어야 할 자세 및 삶의 이정표 제시!!
신국판 / 352쪽 / 8,800원

聰 이익이 되는 말 話 손해가 되는 말 우메시마 미요 지음 / 정성호 옮김
직장이나 집안에서 언제나 주고받는 일상의 화제를 모아 실음으로써 대화의 참의미를 깨닫고 비즈니스를 성공적으로 이끌기 위한 대화술을 키우는 방법 제시!! 신국판 / 304쪽 / 9,000원

성공하는 사람들의 화술테크닉 민영욱 지음
개인간의 사적인 대화에서부터 대중을 위한 공적인 강연에 이르기까지 어떻게 말하고 어떻게 스피치를 할 것인가에 관한 지침서. 신국판 / 320쪽 / 9,500원

부자들의 생활습관 가난한 사람들의 생활습관 다케우치 야스오 지음 / 홍영의 옮김
경제학의 발상을 기본으로 하여 사람들이 살아가면서 생활에서 생각해 볼 수 있는 이익을 보는 생활습관과 손해를 보는 생활습관을 수록, 독자 자신에게 맞는 생활습관의 기본 전략을 설계할 수 있도록 제시. 신국판 / 320쪽 / 9,800원

코끼리 귀를 당긴 원숭이-히딩크식 창의력을 배우자 강충인 지음
코끼리와 원숭이의 우화를 히딩크의 창조적 경영기법과 리더십에 대비하여 자기혁신, 기업혁신을 꾀하는 창의력 개발법을 제시. 신국판 / 208쪽 / 8,500원

성공하려면 유머와 위트로 무장하라 민영욱 지음
21세기에 들어 새로운 추세를 형성하고 있는 말 잘하기. 이러한 추세에 맞추어 현재 스피치 강사로 활약하고 있는 저자가 말을 잘하는 방법과 유머와 위트를 만들고 즐기는 방법을 제시한다. 신국판 / 292쪽 / 9,500원

동소평의 오뚝이전략 조창남 편저
중국 역사상 정치 · 경제 · 학문 등의 분야에서 최고 위치에 오른 리더들의 인재활용, 상황 극복법 등 처세 전략 · 전술을 통해 이 시대의 성공인으로 자리매김하는 해법 제시. 신국판 / 304쪽 / 9,500원

노무현 화술과 화법을 통한 이미지 변화 이현정 지음
현재 불교방송에서 활동하고 있는 이현정 아나운서의 화술 길라잡이서. 노무현 대통령의 독특한 화술과 화법을 통해 리더로서, 성공인으로서 갖추어야 할 화술 화법을 배우는 화술 실용서. 신국판 / 320쪽 / 10,000원

성공하는 사람들의 토론의 법칙 민영욱 지음
다양한 사람들의 다양한 욕구를 하나로 응집시키는 수단으로 등장하고 있는 토론에 관해 간단하고 쉽게 제시한 토론 길라잡이서. 신국판 / 280쪽 / 9,500원

사람은 칭찬을 먹고산다 민영욱 지음
현대에서 성공하는 사람으로 남기 위해서는 남을 칭찬할 줄도 알아야 한다. 성공하는 사람이 되기 위해서 알아야 할 칭찬 스피치의 기법, 특징 등을 실생활에 적용해 설명해놓은 성공처세 지침서. 신국판 / 268쪽 / 9,500원

사과의 기술 김농주 지음
미안하다는 말에 인색한 한국인들에게 "I'm sorry."가 성공을 위한 처세 기법으로 다가온다. 직장, 가정 등 다양한 환경에서 사과 한마디의 의미, 기능을 알아보고 효율성을 가진 사과가 되기 위해 갖추어야 할 조건을 제시한다.
신국판 변형 양장본 / 200쪽 / 10,000원

취업 경쟁력을 높여라 김농주 지음
각 기업별 특성 및 취업 정보 분석과 예비 취업자의 능력 개발, 자신의 적성에 맞는 직종과 직장을 잡는 법을 상세하게 수록.
신국판 / 280쪽 / 12,000원

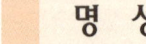

명상

명상으로 얻는 깨달음 달라이 라마 지음 / 지창영 옮김
티베트의 정신적 지도자이자 실질적 지도자인 달라이 라마의 수많은 가르침 가운데 현대인에게 필요해지고 있는 인내에 대한 이야기. 국판 / 320쪽 / 9,000원

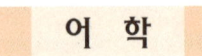

어학

2진법 영어 이상도 지음
2진법 영어의 비결을 통해서 기존 영어학습 방법의 단점을 말끔히 해소시켜 주는 최초로 공개되는 고효율 영어학습 방법. 적은 시간을 투자하여 영어의 모든 것을 획기적으로 향상시킬 수 있는 비법을 제시한다. 4×6배판 변형 / 328쪽 / 13,000원

한 방으로 끝내는 영어 고제윤 지음
일상생활에서의 이야기를 바탕으로 하는 영어강의로 영어문법은 재미없고 지루하다고 생각하는 이 땅의 모든 사람들의 상식을 깨면서 학습 효과를 높이기 위한 공부방법을 제시하는 새로운 영어학습서. 신국판 / 316쪽 / 9,800원

한 방으로 끝내는 영단어 김승엽 지음 / 김수경 · 카렌다 감수
일상생활에서 우리가 무심코 던지는 영어 한마디가 당신의 영어 수준을 드러낸다는 사실을 깨닫게 하는 영어 실용서. 풍부한 예문을 통해 참영어를 배우혔다는 사람, 무역업이나 관광 안내업에 종사하는 사람, 영어권 나라로 이민을 가려는 사람들에게 많은 도움을 줄 것이다. 4×6배판 변형 / 236쪽 / 9,800원

해도해도 안 되던 영어회화 하루에 30분씩 90일이면 끝낸다
Carrot Korea 편집부 지음
온라인과 오프라인을 넘나들면서 영어학습자들의 각광을 받고 있는 린다의 현지 생활 영어 수록, 교과서에서 배울 수 없었던 생생한 실생활 영어를 90일 학습으로 모두 끝낼 수 있다.
4×6배판 변형 / 260쪽 / 11,000원

바로 활용할 수 있는 기초생활영어 김수경 지음
다양한 상황에 대처할 수 있도록 인사나 감정 표현, 전화나 교통, 장소 및 기타 여러 사항에 관한 기초생활영어를 총망라.
신국판 / 240쪽 / 10,000원

바로 활용할 수 있는 비즈니스영어 김수경 지음
해외 출장시, 외국의 바이어 접견시 기본적으로 사용할 수 있는 상황별 센텐스를 수록하여 해외 출장 준비와 외국 바이어 접견을 완벽하게 끝낼 수 있게 했다. 신국판 / 252쪽 / 10,000원

생존영어55 홍일록 지음
살아 있는 영어를 익힐 수 있는 기회 제공. 반드시 알아야 할 핵심 센텐스를 저자가 미국 현지에서 겪었던 황당한 사건들과 함께 수록, 재미도 느낄 수 있다. 신국판 / 224쪽 / 8,500원

필수 여행영어회화 한현숙 지음
해외로 여행을 갔을 때 원어민에게 바로 통할 수 있는 발음 수록. 자신 있고 당당한 자기 표현으로 즐거운 여행을 할 수 있도록 손안의 가이드 역할을 해줄 것이다.
4×6판 변형 / 328쪽 / 7,000원

필수 여행일어회화 윤영자 지음
가깝고도 먼 나라라고 흔히 말해지는 일본을 제대로 알기 위해 노력하는 사람들에게 손안의 가이드 역할을 하는 실전 일어회화집. 일어 초보자들을 위한 한글 발음 표기 및 필수 단어 수록.

4×6판 변형 / 264쪽, 6,500원

필수 여행중국어회화 이은진 지음
중국에서의 생활이나 여행에 꼭 필요한 상황별 회화, 반드시 알아야 할 1500여 개의 단어에 한자병음과 우리말 표기를 원음에 가깝게 달아 놓았으므로 든든한 도우미가 되어 줄 것이다.
4×6판 변형 / 256쪽 / 7,000원

영어로 배우는 중국어 김승엽 지음
중국으로 여행을 가거나 출장을 가는 사람들이 알아두어야 할 기초 생활 회화와 여행 회화를 영어, 중국어 동시에 익힐 수 있게 내용을 구성. 신국판 / 216쪽 / 9,000원

필수 여행스페인어회화 유연창 지음
은행, 병원, 교통 수단 이용하기 등 외국에서 직접적으로 맞닥뜨리게 되는 상황을 설정하여 바로바로에 도움을 받을 수 있게 간단한 회화를 한글 발음 표기와 같이 수록하여 손안의 도우미 역할을 해줄 것이다. 4×6판 변형 / 288쪽 / 7,000원

바로 활용할 수 있는 홈스테이 영어 김형주 지음
일반 가정생활, 학교생활에서 꼭 알아야 할 상황별 회화·문법·단어를 수록, 유학생활 동안 원어민 가족과 살면서 영어를 좀더 쉽게 배울 수 있도록 알려주는 안내서.
신국판 / 184쪽 / 9,000원

레포츠

수열이의 브라질 축구 탐방 삼바 축구, 그들은 강하다 이수열 지음
축구에 대한 관심만으로 각 나라의 축구팀, 특히 브라질 축구팀에 애정을 가지고 브라질 축구팀의 전력 및 각 선수들의 장단점을 나름대로 분석하고 연구하여 자신의 의견을 피력하고 있는 축구 길라잡이서. 신국판 / 280쪽 / 8,500원

마라톤, 그 아름다운 도전을 향하여 빌 로저스·프리실라 웰치·스 헨디슨 공저 / 오인환 감수·지창영 옮김
마라톤에 입문하고자 하는 초보 주자들을 위한 마라톤 가이드서. 올바르게 달리는 법, 음식 조절법, 달리기 전 준비운동, 주자에게 맞는 프로그램 짜기, 부상 예방법을 상세하게 설명하고 있다. 4×6배판 / 320쪽 / 15,000원

퍼팅 메커닉 이근택 지음
감각에 의존하는 기존 방식의 퍼팅은 이제 그만!! 저자 특유의 과학적 이론을 신체근육 운동학에 접목시켜 몸의 무리를 최소한으로 덜고 최대한의 정확성과 거리감을 갖게 하는 새로운 퍼팅 메커닉 북. 4×6배판 변형 / 192쪽 / 18,000원

아마골프 가이드 정영호 지음
골프를 처음 시작하는 모든 아마추어 골퍼를 위해 보다 쉽고 빠르게 이해할 수 있도록 내용이 구성된 아마골프 레슨 프로그램서. 4×6판 변형 / 216쪽 / 12,000원

인라인스케이팅 100%즐기기 임미숙 지음
레저 문화에 새로운 강자로 자리매김하고 있는 인라인 스케이팅을 안전하고 재미있게 즐길 수 있도록 알려주는 인라인 스케이팅 지침서. 각단계별 동작을 한눈에 알아볼 수 있도록 세부 동작별 일러스트 수록. 4×6판 변형 / 172쪽 / 11,000원

배스낚시 테크닉 이종진 지음
현재 한국배스스쿨에서 강사로 활약하고 있는 아마추어 배스 낚시꾼이 중급 수준의 배스 낚시꾼들이 자신의 실력을 한 단계 업그레이드 시킬 수 있도록 루어의 활용, 응용법 등을 상세하게 해설. 4×6배판 / 440쪽 / 20,000원

나도 디지털 전문가 될 수 있다!!! 이승훈 지음
깜찍한 디자인과 간편하게 휴대할 수 있다는 장점 때문에 새로운 생활필수품으로 자리를 잡아가고 있는 디카·디캠을 짧은 시간 안에 쉽게 배울 수 있도록 해놓은 초보자를 위한 디카·디캠 길라잡이서. 4×6배판 / 320쪽 / 19,200원

스키 100% 즐기기 김동환 지음
스키 인구의 확산 추세에 따라 스키의 기초 이론 및 기본 동작부터 상급의 기술까지 단계별 동작을 전문가의 동작사진을 곁들여 내용 구성. 4×6배판 변형 / 184쪽 / 12,000원

태권도 총론 하웅의 지음
우리의 국기 태권도에 관한 실용 이론서. 지도자가 알아야 할 사항, 태권도장 운영이론, 응급처치법 및 태권도 경기규칙 등 필수 내용만 수록. 4×6배판 / 288쪽 / 15,000원

건강하고 아름다운 동양란 기르기 난마을 지음
동양란 재배의 첫걸음부터 전시회 출품까지 동양란의 모든 것 수록. 동양란의 구조·특징·종류·감상법, 꽃대 관리·꽃 피우기·발색 요령 등 건강하고 아름다운 동양란 만들기로 구성. 4×6배판 변형 / 184쪽 / 12,000원

수영 100% 즐기기 김종만 지음
물 적응하기부터 수영용품, 수영과 건강, 응용수영 및 고급 수영 기술에 이르기까지 주옥 같은 수중촬영 연속사진으로 자세히 설명에 주는 수영기법 Q&A. 4×6판 변형 / 248쪽 / 13,000원

애완견114 황양원 엮음
애완견 길들이기, 애완견의 먹거리, 멋진 애완견 만들기, 애완견의 질병 예방과 건강, 애완견의 임신과 출산, 애완견에 대한 기타 관리 등 애완견을 기를 때 반드시 알아야 할 내용 수록. 4×6배판 변형 / 228쪽 / 13,000원

건강을 위한 웰빙 걷기 이강옥 지음
건강 운동으로서 많은 사람들의 관심을 모으고 있는 걷기운동을 상세하게 설명. 걷기에 필요한 장비, 올바른 걷기 자세를 설명하고 고혈압·당뇨병·비만증·골다공증 등 성인병과 관련해 걷기운동을 했을 때 얻을 수 있는 효과를 수록하여 성인병을 예방하고 치료할 수 있도록 하였다. 대국전판 / 280쪽 / 10,000원

우리 땅 우리 문화가 살아 숨쉬는 옛터 이형권 지음
우리나라에서 가장 가보고 싶은 역사의 현장 19곳을 선정, 그 터에 어린 조상의 숨결과 역사적 증언을 만날 수 있는 시간 제공. 맛있는 집, 찾아가는 길, 꼭 가봐야 할 유적지 등 핵심 내용 선별 수록. 대국전판 올컬러 / 208쪽 / 9,500원

아름다운 산사 이형권 지음
우리나라의 대표적인 산사를 찾아 계절 따라 산사가 주는 이미지, 산사가 안고 있는 역사적 의미를 되새겨 본다. 동시에 산사를 찾음으로써 생활에 찌든 현대인들이 삶의 활력을 되찾는 시간을 갖게 한다. 대국전판 올컬러 / 208쪽 / 9,500원

골프 100타 깨기 김준모 지음
읽고 따라 하기만 해도 100타를 깰 수 있는 골프의 전략·전술의 비법 공개. 뛰어난 골프 실력은 올바른 그립과 어드레스에서 비롯됨을 강조한 초보자를 위한 실전 골프 지침서. 4×6배판 변형 / 136쪽 / 12,000원

쉽고 즐겁게! 신나게! 배우는 재즈댄스 최재선 지음
몸치인 사람도 쉽게 따라 하고 배우는 재즈댄스 안내서. 이 책에 실려 있는 기본 동작을 익혀 재즈댄스를 하면 생활 속의 긴장과 스트레스를 털어버리고 활력을 되찾을 수 있으며, 다이어트 효과도 얻을 수 있다. 4×6판 변형 / 200쪽 / 12,000원

맛과 멋이 있는 낭만의 카페 박성찬 지음
가족끼리, 연인끼리 추억을 만들고 행복한 시간을 보낼 수 있는 서울 근교의 카페를 엄선하여 소개. 카페에 대한 인상 및 기본 정보, 인근 볼거리 등도 함께 수록하여 손안의 인터넷 정보서가 될 수 있게 했다. 대국전판 올컬러 / 168쪽 / 9,900원

내가 만드는 **한방생주스 60**

2004년 10월 9일 제1판 1쇄 발행
2004년 11월 15일 제1판 2쇄 발행

지은이/김영섭
펴낸이/강선희
펴낸곳/가림출판사

등록/1992. 10. 6. 제4-191호
주소/서울시 광진구 구의동 57-71 부원빌딩 4층
대표전화/458-6451 팩스/458-6450
홈페이지 http://www.galim.co.kr
e-mail galim@galim.co.kr

값 7,000원

ⓒ 김영섭, 2004

저자와의 협의하에 인지를 생략합니다.
무단 복제·전재를 절대 금합니다.

ISBN 89-7895-180-5 13510

가림출판사·가림M&B·가림Let's의 홈페이지(http://www.galim.co.kr)에 들어오시면 가림출판사·가림M&B·가림Let's의 신간도서 및 출간 예정 도서를 포함한 모든 책들을 만나실 수 있습니다.
온라인 서점을 통하여 직접 도서 구입도 하실 수 있으며 가림 홈페이지 내에서 전국 대형 서점들의 사이트에 링크하시어 종합 신간 안내 및 각종 도서 정보, 책과 관련된 문화 정보를 받아보실 수 있습니다.
또한 홈페이지 방문시 회원으로 가입하시면 신간 안내 자료를 보내드립니다.